肿瘤患者临床营养支持手册
Handbook of Nutritional Support for Tumor Patients

主 编 党诚学
副主编 袁达伟 李 康
编 者 (按姓氏笔画排序)
　　　　王 莹　王浩南　尹建浩　闫 融
　　　　李 康　张 昊　郝 楠　袁达伟
　　　　党诚学

中国出版集团
世界图书出版公司
西安　北京　广州　上海

图书在版编目(CIP)数据

肿瘤患者临床营养支持手册/党诚学主编. —西安：世界图书出版西安有限公司,2015.10
ISBN 978-7-5192-0243-9

Ⅰ.①肿… Ⅱ.①党… Ⅲ.①肿瘤—临床营养—手册 Ⅳ.①R730.59-62

中国版本图书馆 CIP 数据核字(2015)第 236201 号

Zhongliu Huanzhe Linchuang Yingyang Zhichi Shouce
肿瘤患者临床营养支持手册

主　　编	党诚学
责任编辑	杨　莉　杨　菲
出版发行	世界图书出版西安有限公司
地　　址	西安市北大街 85 号
邮　　编	710003
电　　话	029-87233647(市场营销部)
	029-87234767(总编室)
传　　真	029-87279675
经　　销	全国各地新华书店
印　　刷	陕西天意印务有限责任公司
开　　本	787mm×1092mm　1/32
印　　张	4.75
字　　数	80 千字
版　　次	2015 年 10 月第 1 版
印　　次	2015 年 10 月第 1 次印刷
书　　号	ISBN 978-7-5192-0243-9
定　　价	28.00 元

☆如有印装错误,请寄回本公司更换☆

前言 PREFACE

身为一个从业多年的肿瘤科医生,在对肿瘤患者的诊治过程中,我越来越体会到营养支持对患者预后和生存质量的重要影响;但在临床实践中,患者的合理营养却是一个被很多医生忽视的问题。早在1960年代末,营养支持治疗的作用便在临床工作中开始突显,尤其是在肿瘤治疗领域,有人曾将营养支持治疗与抗生素的发展、麻醉学的进步、重症监护和器官移植并列为20世纪最伟大的医学进展。2009年美国肠外与肠内营养学会(American Society for Parenteral and Enteral Nutrition,ASPEN)发布了临床肿瘤患者营养支持治疗的新指南,再次强调了营养支持治疗在肿瘤患者综合治疗中的重要性。

营养不良在肿瘤患者中的发生比例相当高,这不仅会导致此类患者对抗肿瘤治疗的敏感性和耐受性下降,更重要的是降低了患者的生存质量,缩短了其生存时间。在我国,营养支持对临床肿瘤治疗的重要性并未得到足够的重视,许多医院的肿瘤专科并未设立专门的营养支持治疗小组,肿瘤营养支持的实施滞后于肿瘤患者的需求。当前,这种状况亟待改善。

为此,我们组织多位经验丰富的肿瘤科一线医生编写了这本《肿瘤患者临床营养支持手册》,旨在方便临床医生随身携带,随时查阅,更好地为患者提供营养支持治疗。

本书的编写参阅了大量国内外肿瘤患者营养诊治的相关文献,全书共分4个部分:①肿瘤患者营养状况及营养风险评估;②肿瘤及抗肿瘤治疗的营养相关问题及处理;③肿瘤患者的营养支持途径;④肿瘤营养支持的监测及并发症。内容全面,有较强的科学性和实用性,可作为临床营养工作者及各科医护人员对肿瘤患者进行营养诊治的指导手册。

希望本手册可以惠及更多的肿瘤患者。但因作者水平有限,难免存在不足、遗漏甚至不当之处,恳请读者给予批评指正,以期日后更新修订。

2015.9

目录 CONTENTS

第一部分 肿瘤患者营养状况及营养风险评估

第一章 营养状况评估 1

第二章 营养风险筛查 11

第二部分 肿瘤相关营养问题及处理

第一章 总论 31

第二章 肿瘤相关营养并发症及处理 38

第三章 抗肿瘤治疗的营养相关性并发症及处理 74

第三部分 营养支持途径

第一章 肠内营养 90

第二章 肠外营养 101

第三章 肠内营养联合肠外营养 115

第四部分 营养支持监测

第一章 营养状态监测 117

第二章 营养支持相关并发症 124

参考文献 138

第一部分

肿瘤患者营养状况及营养风险评估

第一章
营养状况评估

概念：由营养专业人员通过各种营养评定手段对患者的营养代谢和机体功能等进行检查和评估，用于制订特殊的患者营养支持计划，考察营养支持的适应证和产生不良后果的可能性，并监测营养支持的疗效。内容包括膳食调查、人体测量、实验室和临床检查等。

膳食调查

通过不同的方法调查患者的膳食摄入情况，了解患者的饮食习惯及膳食结构，初步判断其饮食结构的合理性及评估能量、营养素摄入情况，了解食物中营养素量及其对特殊个体的适宜程度，判断膳食与疾病的关系，评价患者的营养状态，其结果可成为营养改善、营养咨询、营养指导的工作依据。

膳食调查方法有24小时回顾法（询问法）；称重法；查账法；化学分析法；食物频率法等。其中24小时回顾法和食物频率法结合使用较为理想,能较好地反映患者的主要食物及营养素摄入情况。

人体测量

体重、身高、围度、皮褶厚度等人体测量指标可以反映患者当前的营养状况,测量同时应考虑其种族、家庭、出生时体重和环境因素等。

1. **体重** (body weight,BW)

是评定一般营养状况最简单、最直接而可靠的指标。理想体重(ideal body weight,IBW)的计算公式:
- Broca 公式:IBW(kg)= 身高(cm)- 105
- 平田公式:
  IBW(kg)= [身高(cm)- 100] ×0.92

(1) 现实体重占理想体重的百分比(%)

现实体重占理想体重百分比的结果评价见表 1-1。

表 1-1 现实体重占理想体重百分比的结果评价

百分比	体重评价
<80%	消瘦
80%~90%	偏轻
90%~110%	正常
110%~120%	超重
>120%	肥胖

(2) 体重丢失率(表 1-2)

体重丢失率(%)=(平时体重 - 实测体重)/平时体重 ×100%

表 1-2 体重丢失率的结果评价

时间	中度体重丢失率	重度体重丢失率
1 周	1%~2%	>2%
1 个月	5%	>5%
3 个月	7.5%	>7.5%
6 个月	10%	>10%

2. 体质指数（body mass index，BMI）

BMI 被公认为是反映蛋白质-能量营养不良以及肥胖症的可靠指标，但因受年龄、性别、种族或疾病等因素的影响，单纯使用 BMI 评价患者的营养状况存在局限，如果能与自身最近的 BMI 相比较，则意义更大。我国的 BMI 参考标准见表 1-3。

BMI = 体重（kg）/身高（m^2）

表 1-3 BMI 的中国参考标准

等级	BMI 值（kg/m^2）
肥胖	≥28.0
超重	24.0 ≤ BMI < 28.0
正常值	18.5 ≤ BMI < 24.0
体重过低	<18.5

3. 体脂含量的测定

通过测量皮下脂肪厚度来推算体脂总量，可间接反映机体能量的变化。

- 皮褶厚度是衡量患者营养状况和肥胖程度较好的指标。
- 测试方法：受试者自然站立，充分裸露被测部位。测试人员用左手拇指、食指和中指将被测部位皮肤和皮下组织捏提起来，测量皮褶捏提点下方 1cm 处的厚度。共测量3次,取中间值或两次相同的值。记录以毫米为单位,精确到小数点后1位。

(1) 肱三头肌皮褶厚度 (triceps skinfold thickness, TSF; 表1-4)

· 测量点:右上臂肩峰后面与鹰嘴连线中点处,沿上肢长轴方向纵向捏提皮褶(图1-1)。

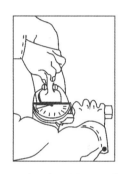

图1-1 肱三头肌皮褶厚度的测量点

· 正常值:男性8.3mm,女性15.3mm。

表1-4 肱三头肌皮褶厚度结果判定

实测值/正常值	等级
≥90%	正常
80%~90%	轻度亏损
60%~80%	中度亏损
<60%	重度亏损

(2) 肩胛下皮褶厚度

· 测量点:右肩胛骨下角下方1cm处,与脊柱成45°方向捏提皮褶(图1-2)。

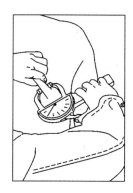

图1-2 肩胛下皮褶厚度的测量点

- 结果判定：常以肩胛下皮褶厚度与 TSF 之和来判定。
- 正常值：男性 10~40mm，女性 20~50mm。小于低值为消瘦，大于高值为肥胖。

4. 骨骼肌含量的测定

上臂围、上臂肌围等可反映肌蛋白质的消耗程度，是快速而简便的评价指标，见表1-5。

表1-5 骨骼肌含量测定的结果判定

实测值/正常值	等级
≥90%	正常
80%~90%	轻度营养不良
60%~80%	中度营养不良
<60%	重度营养不良

（1）上臂围（arm circumference，AC）

- 测量点：上臂中点，见图1-3。我国北方地区成人上臂围的正常值见表1-6。

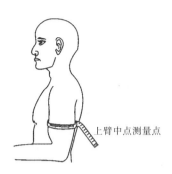

图1-3 上臂围的测量

表1-6 我国北方地区成人上臂围正常值（cm）

性别	年龄（岁）		
	18~25	26~45	>46
男	25.9±2.09	27.1±2.51	26.4±3.05
女	24.5±2.08	25.6±2.63	25.6±3.32

（2）上臂肌围（arm muscle circumference，AMC）
- AMC（cm）= AC（cm）- 3.14×TSF（cm）
- 正常值：男性24.8cm，女性21.0cm。

5. 腰围（waist circumference，WC）及腰臀比（waist-to-hip ratio，WHR）

WC和WHR可以较好地反映腹部皮下脂肪厚度和营养状态。WC是衡量脂肪在腹部蓄积（即中心型肥胖）程度最简单和实用的指标，WHR常用来衡量人体是肥胖还是健康。

- 结果判定：中国男性腰围≥85cm，腰臀比≥0.9；中国女性腰围≥80cm，腰臀比≥0.8可视为腹部脂肪蓄积。

实验室检查

临床上，营养素在组织或体液中浓度的变化、组织功能的降低及营养素依赖酶活性的降低等，往往早于临床症状的出现，所以实验室检查对早期评价营养素缺乏的类型和程度具有重要意义。

1. 血浆蛋白

血浆蛋白水平是反映机体蛋白质营养状况最常用的指标，包括白蛋白、前白蛋白、转铁蛋白、纤维结合蛋白、维生素结合蛋白等，后两种在临床上的应用尚不多，见表1-7。

表1-7 血浆蛋白测定的结果判定（g/L）

血浆蛋白	正常值	轻度缺乏	中度缺乏	重度缺乏
白蛋白	35~50	28~34	21~27	<27
转铁蛋白	2.0~4.0	1.5~2.0	1.0~1.5	<1.0
前白蛋白	0.2~0.4	0.16~0.2	0.1~0.15	<0.1

（1）人血白蛋白

在肝细胞内合成，具有维持正常血浆胶体渗透压，作为载体等作用。半衰期约为18~20d。持续低蛋白血症是患者营养不足的指标，同时也是肿瘤患者预后不佳的重要指标，除非肿瘤得到有效控制，否则充足的营养支持也难以逆转低位的白蛋白水平。

（2）血清前白蛋白

又名甲状腺素结合前蛋白，由肝脏合成。半衰期短，约1.9d，且血清含量少，在判断蛋白质急性改变时较白蛋白更敏感，同时可以敏感、特异性地反映肝脏的合成功能，是肝功能损害的敏感指标。

(3) 血清转铁蛋白（transferrin，TFN）

由肝脏合成，主要作用是将细胞外的铁运载转入细胞内。半衰期为 8d，能及时反映器官蛋白急剧变化的情况。恶性肿瘤时转铁蛋白降低。

(4) 血清维生素结合蛋白（retinol binding protein，REP）

由肝脏合成，半衰期很短（10~12h），是反映膳食中蛋白质营养最敏感的指标。主要在肾脏内代谢，当患肾脏病时可导致血清维生素结合蛋白升高的假象。目前在临床的应用尚不多，其正常值标准也未确定。

2. 氮平衡（nitrogen balance，NB）

氮平衡是营养支持及治疗监测的金标准。营养正常的健康成年人体内蛋白质的合成和分解处于动态平衡（摄入氮等于排出氮就称为氮平衡）。生长期的少年儿童、孕妇、恢复期的患者体内蛋白质的合成量大于分解量，其摄入氮大于排出氮，称为正氮平衡。慢性消耗性疾病、组织创伤和饥饿状态下，摄入氮小于排出氮，称为负氮平衡。

- 估算公式为：

氮平衡 = 摄入氮（g） - [24h 尿中尿素氮（g） + 3.5]

3. 肌酐-身高指数（creatinine-height index，CHI）

衡量体内蛋白质水平的敏感指标。将连续保存 3d 的 24h 尿液测得的肌酐平均值与相同性别、年龄和身高的肌酐标准值比较，所得的百分比即是 CHI。当患蛋白质营养不良、消耗性疾病时，肌肉分解加强，蛋白储量下降，肌酐生成减少，尿中的排出量随之降低。

4. 免疫功能评定

蛋白质能量营养不良常伴有细胞免疫功能的损害，这将增加患者的术后感染率和死亡率。临床上通常采用总淋巴细胞计数和皮肤迟发型超敏反应来评定细胞免疫功能。

(1) 总淋巴细胞计数(total lymphocyte count, TLC)

- TLC = 淋巴细胞百分比 × 白细胞计数
- 结果判定：TLC 正常值为 $(2.5 \sim 3.0) \times 10^9/L$。轻度营养不良患者的 TLC 值一般为 $(1.2 \sim 2.0) \times 10^9/L$；中度营养不良为 $(0.8 \sim 1.2) \times 10^9/L$；重度营养不良为 $<0.8 \times 10^9/L$。

(2) 皮肤迟发型超敏反应(skin delayed hypersensitivity, SDH)

研究发现当患者存在营养不良时 SDH 反应异常，并在接受营养支持后恢复。因此建议以 SDH 作为营养状况特别是细胞免疫功能判定的指标。

临床检查

通过病史采集和体格检查发现营养素缺乏的线索(表1-8)。

1. 病史采集

包括肿瘤的部位、性质、症状等；接受的治疗方案和手段等；生活习惯、食物过敏史等；既往疾病史。

2. 体格检查

重点在于发现下述情况并判定其程度，如恶病质、肌肉萎缩、毛发脱落、皮肤改变、肝大、水肿或腹水等。世界卫生组织(World Health Organization, WHO)建议特别注意以下几个方面，即头发、面色、眼、唇、舌、齿、龈、面(水肿)、皮肤、指甲、心血管系统、消化系统和神经系统。

表1-8 常见的营养素缺乏表现

部位	临床表现	可能的营养素缺乏
全身	消瘦、发育不良	能量、蛋白质、维生素、锌
	贫血	蛋白质、铁、叶酸

(续表 1-8)

部位	临床表现	可能的营养素缺乏
头发	干燥、变细、脱发	能量、蛋白质、必需脂肪酸、锌
皮肤	干燥、角化病	VitA
	皮下出血	VitK、VitC
	脂溢性皮炎	VitB2
眼睛	角膜干燥、夜盲	VitA
	睑角炎	VitB2、VitB6
唇	唇炎、口角炎、口唇裂	VitB2
口腔	齿龈出血、肿大	VitC
	味觉减退、改变	锌
舌	舌炎、舌裂、舌水肿	VitB2、VitB6、VitB12、叶酸、烟酸
指甲	舟状指、指甲变薄	铁
骨骼	佝偻病体征、骨质疏松	VitD、钙
神经	肢体感觉异常或丧失，运动无力	VitB1、VitB12
肌肉	萎缩	能量、蛋白质
心血管	水肿	VitB1、蛋白质

需要注意的是，许多异常体征的病因并不单一，某种症状和体征可能由 1 或几种营养素缺乏引起，或者某种营养素缺乏会表现为多种症状或体征。同时，营养素的缺乏往往为多发性，发现某一种营养素缺乏表现时，应考虑伴有其他营养素缺乏的可能。

第二章
营养风险筛查

营养风险的概念

营养风险是指现存或潜在的营养和代谢状况对疾病或手术相关的临床结局(感染有关的并发症、住院日等)有产生负面影响的可能。

这里所说的营养风险,是指与营养因素有关的,出现临床并发症的风险,而非出现营养不良的风险。其包括两方面的内涵:①有营养风险的患者发生不良临床结局的可能性大。②有营养风险的患者有更多地从营养治疗中受益的机会。

营养风险筛查的概念

营养风险筛查是指临床医护人员用来判断肿瘤患者是否需要进一步行全面营养评定和制订营养治疗计划的一种快速、简便的方法。

营养风险筛查的应用

大多数营养筛查工具都包含4个问题:①近期的体重变化。②近期的膳食摄入状况。③近期的体质指数(BMI)。④近期的疾病状况或其他导致营养不良的危险因素。

1. 营养风险筛查 2002（Nutrition Risk Screening 2002, NRS 2002）

NRS 2002 可用于住院患者营养不良和营养风险的评估，具体包括初步营养风险筛查及再次营养风险筛查。根据使用说明，如果患者总得分≥3，则需要进行营养干预；如果患者确实存在营养风险，但当其病情难以通过一般的营养干预纠正时，应及时转诊或请营养专家进行更为详细的营养筛查和评估（表1-9）。

表1-9 营养风险筛查 2002

第一步：初步营养风险筛查		
筛查项目	是*	否▲
1. BMI < 20.5kg/m² （中国人为 BMI < 18.5kg/m²）		
2. 患者在过去3个月内有体重下降吗？		
3. 患者在过去的1周内有摄食减少吗？		
4. 患者有严重疾病吗（如 ICU 治疗）？		

*是：如果以上任一问题回答"是"，则直接进入再次营养风险筛查。▲否：如果所有问题回答"否"，应每周重复筛查一次。例如，患者计划接受腹部大手术治疗，可以制订预防性营养支持计划，以降低营养风险

第二步：再次营养风险筛查	
营养状态受损评分	疾病的严重程度评分△
没有：0 分 正常营养状态	没有：0 分 正常营养需要量
轻度：1 分 近3个月内体重丢失 > 5% 或食物摄入比正常需要量低 25% ~ 50%	轻度：1 分 需要量轻度提高：髋关节骨折，慢性疾病有急性并发症者：（肝硬化、COPD、血液透析、糖尿病），一般肿瘤患者

(续表 1-9)

营养状态受损评分	疾病的严重程度评分△
中度：2 分 　一般情况差或 2 个月内体重丢失 >5% 或者食物摄入量比正常需要量低 50%~75%	中度：2 分 　需要量中度增加：腹部大手术，卒中，中度肺炎，血液恶性肿瘤
重度：3 分 　BMI < 18.5kg/m² 且一般情况差，或 1 个月内体重丢失 >5%（或 3 个月内体重下降 >15%），或者前 1 周食物摄入比正常需要量低 75%~100%	重度：3 分 　需要量明显增加：颅脑损伤，骨髓移植，APACHE* > 10 分的 ICU 患者

总分为各分值相加。
年龄 >70 岁者总分加 1 分（即年龄调整后的总分值）。
NRS 2002 总分计算方法为 3 项评分相加，即疾病严重程度评分 + 营养状态受损评分 + 年龄评分。
总分值≥3 分：患者处于营养风险，开始制订营养治疗计划。
总分值 <3 分：每周复查营养风险筛查。

△表中疾病严重程度的定义：
1 分：慢性疾病患者因出现并发症而住院治疗。患者虚弱但不需卧床。蛋白质需要量略有增加，但可以通过口服和补充来弥补。
2 分：患者需要卧床，如腹部大手术后，蛋白质需要量相应增加，但大多数人仍可以通过人工营养得到恢复。
3 分：患者在重症病房中靠机械通气支持，蛋白质需要量增加而且不能被人工营养支持所弥补，但是通过人工营养可以使蛋白质分解和氮丢失明显减少。
*对于下列所有 NRS 评分≥3 分的患者应制订营养支持计划。
包括：
　营养状态严重受损（≥3 分）。
　严重疾病（≥3 分）。
　营养状态中度受损 + 轻度疾病（2 分 +1 分）。
　营养状态轻度受损 + 中度疾病（1 分 +2 分）。
* APACHE: acute physiology and chronic health evaluation scoring system，急性生理学及慢性健康状况评分系统

　　欧洲的多项研究显示 NRS 2002 具有可靠的应用价值。根据 NRS 2002 预测的结果，对有营养风险的患者进行营养

支持能缩短患者的住院时间,其临床预后也优于无营养风险者。同时,NRS 2002 也有耗时少、培训快等优点。但是,当患者因病卧床或并发水肿、腹水等,无法准确测量体重,或意识不清,无法回答问题时,就无法应用 NRS 2002 进行营养筛查评估。

2. 主观全面评定法(subjective global assessment,SGA)

由美国肠内肠外营养学会(American Society for Parenteral and Enteral Nutrition,ASPEN)推荐,其评估项目包括详细的病史和人体学测量指标(表 1-10)。

表 1-10 主观全面评定法

SGA 评价内容		
	评价内容	评价结果
1. 体重变化	您目前的体重是多少?	kg
	与您 6 个月前体重相比有变化吗?	A B C
	近 2 周体重有变化吗?	A B C
	不变,增加,减少	
2. 进食情况变化	您的食欲?	进食情况变化:
	好,不好,正常,很好	
	您的进食量有变化吗?	A B C
	不变,增加,减少	进食情况发生变化的时间:
	这种情况持续了多久?	
	您的食物类型有变化吗?	
	无变化,半流食,全流食,无法进食	A B C
3. 胃肠道症状	近 2 周来您经常出现下列问题吗?	A B C
	①无食欲:从不,很少,每天,每周 1~2 次,每周 2~3 次	
	②腹泻:从不,很少,每天,每周 1~2 次,每周 2~3 次	

(续表 1-10)

	评价内容				评价结果
	③恶心：从不，很少，每天，每周 1~2 次，每周 2~3 次				
	④呕吐：从不，很少，每天，每周 1~2 次，每周 2~3 次				
4. 运动能力改变	您现在还能像往常那样做以下事吗？ ①散步：没有，稍减少，明显减少，增多 ②工作：没有，稍减少，明显减少，增多 ③室内活动：没有，稍减少，明显减少，增多 ④在过去的 2 周内有何变化：有所改善，无变化，恶化				A B C
5. 疾病和患病状态下的代谢需求	疾病诊断 代谢应激				A B C
体检	皮下脂肪	良好	轻至中度	重度营养不良	A B C
	下眼睑				
	肱二或肱三头肌				
	肌肉消耗	良好	轻至中度	重度营养不良	A B C
	颞部				
	锁骨				
	肩				
	肩胛骨				
	骨间肌				

(续表 1-10)

评价内容					评价结果
膝盖					
股四头肌					
腓肠肌					
水肿	良好	轻至中度	重度营养不良		A B C
腹水	良好	轻至中度	重度营养不良		A B C

SGA 病史评价标准

1. 体重变化 6个月内体重变化：
   A = 体重变化 <5% 或 5%~10%，但正在改善
   B = 持续减少 5%~10%，或由 5% 升至 5%~10%
   C = 持续减少 >10%

   2 周内体重变化：
   A = 无变化，正常体重或恢复到 5% 以内
   B = 稳定，但低于理想或正常体重；部分恢复但不完全
   C = 减少、降低

2. 进食情况变化 摄食变化：
   A = 良好，无变化，轻度，短期变化
   B = 正常下限，但在减少；差，但在增加；差，无变化（取决于初始状态）
   C = 差，并在减少；差，无变化

   摄食变化的时间：
   A = 小于 2 周，变化少或无变化
   B = 大于 2 周，轻至中度低于理想摄食量
   C = 大于 2 周，不能进食，饥饿

3. 胃肠道症状
   A = 少有、间断
   B = 部分症状，大于 2 周；严重、持续的症状，但在改善
   C = 部分或所有症状，频繁或每天，大于 2 周

(续表 1-10)

4. 运动能力改变	A	= 无受损，力气或精力无改变或轻至中度下降但在改善
	B	= 力气或精力中度下降但在改善；通常的活动部分减少；严重下降但在改善
	C	= 力气或精力严重下降，卧床
5. 患病状态下的代谢需求	A	= 无应激
	B	= 低水平应激
	C	= 中-高度应激

SGA 人体学测量评价标准

部位	要点	良好	轻至中度	重度营养不良
皮下脂肪				
下眼睑		轻度凸出的脂肪垫		黑眼圈，眼窝凹陷，皮肤松弛
肱二或肱三头肌	臂弯曲，不要捏起肌肉	大量脂肪组织		两指间空隙很少，甚至紧贴
肌肉消耗				
颞部	直接观察，让患者头转向一侧	看不到明显的凹陷	轻度凹陷	凹陷
锁骨	看锁骨是否凸出	男性看不到，女性可看到但不凸出	部分凸出	凸出
肩部	看骨骼是否凸出，形状，手下垂	圆形	肩峰轻度凸出	肩锁关节方形，骨骼凸出

(续表 1-10)

部位	要旨	良好	轻至中度	重度营养不良
肩胛骨	患者双手前推,看肩胛骨是否凸出	不凸出,不凹陷	肩胛骨轻度凸出,肋、肩胛、肩、脊柱间轻度凹陷	肩胛骨凸出,肋、肩胛、肩、脊柱间凹陷
骨间肌	手背,前后活动拇指和食指	肌肉凸出,女性可平坦	轻度	平坦和凹陷
膝盖(下肢变化不明显)	患者坐位,腿支撑在矮板凳上	肌肉凸出,骨不凸出		骨突出
股四头肌	不如四肢敏感	圆形,无凹陷	轻度凹陷,消瘦	大腿内侧凹陷,明显消瘦
腓肠肌		肌肉发达		瘦,无肌肉轮廓
水肿或腹水	活动受限的患者检查骶部	无	轻至中度	明显

脂肪:

A = 大部分或所有部位无减少。

B = 大部分或所有部位轻至中度减少,或部分中至重度减少。

C = 大部分或所有部位中至重度减少。

肌肉消耗:

A = 大部分肌肉改变少或无变化。

B = 大部分肌肉轻至中度改变,一些肌肉中至重度改变。

C = 大部分肌肉重度改变。

水肿:

A = 正常或轻微。

B = 轻至中度。

C = 重度。
腹水：
A = 正常或轻微。
B = 轻至中度。
C = 重度

SGA 评分等级

A = 营养良好（大部分是 A，或明显改善）
B = 轻至中度营养不良
C = 重度营养不良（大部分是 C，有明显的躯体症状）

SGA 主要反映的是疾病状况，侧重于筛查慢性或已经存在的营养不良，而对急性的营养状况变化则效果不佳。SGA 的使用要求较高，适用于经过专门训练的专业人士使用。

3. 患者主观全面评定法（patient-generated subjective global assessment，PG-SGA）

PG-SGA 是在 SGA 基础上发展起来的，是专门为肿瘤患者设计的营养状况评估方法，得到了美国糖尿病协会（American Diabetes Association，ADA）等的广泛推广与应用。

PG-SGA 分为患者自我评估部分与医务人员评估部分，包括体重、摄食情况、症状、活动和身体功能、疾病与营养需求的关系、代谢方面的需要、体格检查等 7 个方面，前 4 个方面由患者本人评估，后 3 个方面由医务人员评估。所得到的结果是营养治疗和后期随访方案选择的主要依据（表 1-11）。

表1-11　患者主观全面评定法

第一部分　患者自评部分

1. 体重（工作表1）
   目前我的体重约为　　　　kg
   目前我的身高约为　　　　cm
   1个月前我的体重约为　　　　kg
   6个月前我的体重约为　　　　kg
   在过去的2周，我的体重
   　减轻（1）　没变化（2）　增加（0）
   　　　　　　　　　　　　　　　本项计分＿＿＿分
2. 进食情况
   在过去的1个月里，我的进食情况与平时相比：
   　没变化（0）　比以往多（0）　比以往少（1）
   我目前进食：正常饮食，但比正常情况少（1）
   软饭（2）
   流食（3）
   只能进食营养制剂（3）
   几乎吃不下什么（4）
   只能通过管饲进食或者静脉营养（0）
   　　　　　　　　　　　　　　　本项计分＿＿＿分
3. 症状
   近2周来，我有以下问题，影响我摄入足够的饮食：
   　吃饭没有问题（3）　　　　　没有食欲，不想吃（3）
   　恶心（3）　　　　　　　　　呕吐（3）
   　便秘（3）　　　　　　　　　腹泻（3）
   　口腔溃疡（3）　　　　　　　口干（3）
   　感觉食品没味，变味（3）　　食品气味不好（3）
   　吞咽困难（3）　　　　　　　一会儿就饱胀了（3）
   　疼痛＿＿＿（部位＿＿＿）（3）
   　其他＿＿＿（如抑郁、经济问题、牙齿问题）（1）
   　　　　　　　　　　　　　　　本项计分＿＿＿分
4. 活动和身体功能
   在过去的1个月，我的活动：
   　正常，无限制（0）
   　不像往常，但是还能够起床进行轻微的活动（1）
   　多数时候不想起床活动，但卧床或坐椅时间不超过半天（2）

(续表 1-11)

几乎做不了什么，一天大多数时候都卧床或在椅子上（3）
几乎完全卧床，无法起床（3）

本项计分____分

第二部分 医务人员评价部分

5. 疾病与营养需求的关系（工作表2）
   相关诊断（特定）_____
   原发疾病的分期 I II III IV；其他：
   年龄____岁

   本项计分____分

6. 代谢方面的需要（工作表3）
   无应激，低度应激，中度应激，高度应激

   本项计分____分

7. 体格检查（工作表4）

   本项计分____分

第三部分 PG-SGA 工作表

工作表1：体重变化

1个月内体重下降	评分	6个月内体重下降
≥10%	4	≥20%
5%~9.9%	3	10%~19.9%
3%~4.9%	2	6%~9.9%
2%~2.9%	1	2%~5.9%
0~1.9%	0	0~1.9%
2周内体重下降	1	
		总分：

说明：工作表1以1个月内的体重变化情况评分，如果没有1个月内的体重变化资料，则以6个月内的体重变化情况评分。2周内的体重下降需另计1分

(续表 1-11)

工作表 2：疾病得分

疾病	评分
癌症	1
AIDS	1
呼吸或者心脏病恶病质	1
存在开放性伤口、肠瘘或压疮	1
创伤	1
年龄 >65 岁	1
总分：	

注：AIDS = acquired immune deficiency syndrom，获得性免疫缺陷综合征

工作表 3：应激评分

应激	无 (0 分)	轻 (1 分)	中 (2 分)	重 (3 分)
发热	无	37.2℃~38.3℃	38.3℃~38.8℃	>38.8℃
发热持续时间	无	<72h	72h	>72h
是否用激素	无	低剂量	中剂量	大剂量
总分：				

说明：每日 <10mg 的波尼松或相当剂量的其他激素为低剂量；10~30mg 波尼松或相当剂量的其他激素为中剂量；每日 >30mg 的波尼松或相当剂量的其他激素为大剂量。

工作表 3 为累计评分，如患者体温 37.5℃，记 1 分；持续发热已经 4d，记 3 分；每天使用波尼松 20mg 记 2 分，总评分为 6 分

(续表 1-11)

工作表 4：体格检查评分

脂肪储备	眼眶脂肪	0	1	2	3
	肱三头肌皮褶	0	1	2	3
	下肋缘脂肪	0	1	2	3
		总体脂肪评分：			
肌肉状况	下颚肌	0	1	2	3
	锁骨	0	1	2	3
	肩峰	0	1	2	3
	骨间肌	0	1	2	3
	肩胛下肌	0	1	2	3
	股四头肌	0	1	2	3
	腓肠肌	0	1	2	3
		总体肌肉评估：			
液体状况	踝部水肿	0	1	2	3
	骶骨下水肿	0	1	2	3
	腹水	0	1	2	3
		总体液体评分：			
		总分：			

说明：分别描述脂肪、肌肉、体液 3 个部分的人体组成。其中 0 = 无缺乏，1 = 轻度缺乏，2 = 中度缺乏，3 = 重度缺乏。脂肪、肌肉、体液 3 部分挑选任何一项变化最为显著的部位进行测量，取最高分值计算，同项之间也不累加评分

(续表 1-11)

工作表 5：PG-SGA 总体评价

分类	A（营养良好）	B（可疑或中度营养不良）	C（重度营养不良）
体重	无丢失、无水肿或近期明显改善	1个月内丢失≤5%，6个月丢失≤10%或体重持续下降	1个月内丢失超过5%或6个月丢失>10%或体重持续下降
营养摄入	无缺乏或近期显著改善	摄入量明显减少	摄入量重度降低
营养相关症状	没有或近期显著改善	存在相关症状（工作表3）	存在明显症状（工作表3）
功能	无缺陷或近期明显改善	中度功能缺陷或近期加重	重度缺陷或显著进行性加重
体格检查	无缺陷或慢性缺陷但近期有临床改善	轻到中度的体能或肌肉丢失	显著营养不良指征，包括水肿

总评价：

(续表 1-11)

工作表 6：PG-SGA 总体评价结果

定性评价：营养良好（SGA-A）
　　　　　轻度-中度营养不良（SGA-B）
　　　　　重度营养不良（SGA-C）

定量评价：
　　第 1~4 项为 A 评分，第 5、6、7 项评分分别为 B、C、D 评分，A+B+C+D 为 PG-SGA 总评分，各项分值相加时，每一项采用项目内最高分作为该项的最终评分
　　0~1：此时不需要干预措施，治疗期间保持常规随诊及评价
　　2~3：可根据患者存在的症状和实验室检查结果，由营养师、护士或进行药物干预的医生进行患者或家庭教育
　　4~8：需要根据症状的严重程度，营养师为主，与医生和护士联合进行营养干预
　　9：急需进行症状改善和（或）同时进行营养干预

4. 微型营养评定法（mini-nutrition assessment，MNA）

MNA 是一种适用于老年患者的营养风险评估工具，包括营养筛查和营养评估两部分。使用快速简便，易于操作，一般 10min 即可完成。该方法较适于 65 岁以上严重营养不良的患者，不仅适用于住院患者，也可用于家庭照顾患者（表 1-12）。

表 1-12　微型营养评定

营养筛检与营养评估分数

营养筛检
1. 既往 3 个月内是否由于食欲下降、消化问题、咀嚼或吞咽困难而摄食减少？
　　0：食欲完全丧失　　　　1：食欲中等度下降
　　2：食欲正常

(续表1-12)

营养筛检与营养评估分数

2. 近3个月内体重下降情况
   0：>3kg   1：1~3kg
   2：无体重下降   3：不知道
3. 活动能力
   0：需卧床或长期坐着
   1：能不依赖床或椅子，但不能外出
   2：能独立外出
4. 既往3个月内有无重大心理变化或急性疾病？
   0：有   1：无
5. 神经心理问题
   0：严重智力减退或抑郁   1：轻度智力减退
   2：无问题
6. 体质指数BMI（kg/m^2）：
   0：<19   1：19~<21
   2：21~<23   3：≥23

营养评估

7. 独立生活（无护理或不住院）？
   0：否   1：是
8. 每日应用处方药超过3种？
   0：是   1：否
9. 褥疮或皮肤溃疡？
   0：是   1：否
10. 每日可以吃几餐完整的餐食？
    0：1餐   1：2餐   2：3餐
11. 蛋白质摄入情况：
    *每日至少1份奶制品？   A. 是   B. 否
    *每周2次或以上蛋类？   A. 是   B. 否
    *每日肉、鱼或家禽？   A. 是   B. 否
    0：0或1个"是"   0.5：2个"是"
    1.0：3个"是"
12. 每日食用2份或以上蔬菜或水果？
    0：否   1：是
13. 每日饮水量（水、果汁、咖啡、茶、奶等）：
    0：<3杯   0.5：3~5杯   1.0：>5杯

(续表 1 - 12)

营养筛检与营养评估分数

14. 进食能力：
    0：无法独立进食　　　　　　1：独立进食稍有困难
    2：完全独立进食
15. 自我评定营养状况：
    0：营养不良　　　　　　　　1：不能确定
    2：营养良好
16. 与同龄人相比，你如何评价自己的健康状况？
    0：不太好　　　　　　　　　0.5：不知道
    1.0：好　　　　　　　　　　2.0：较好
17. 中臂围（cm）：
    0：<21　　　　　　　　　　0.5：21~22
    1.0：≥22
18. 腓肠肌围（cm）：
    0：<31　　　　　　　　　　1：≥31

筛检分数（小计满分 14 分）：
　>12 分表示正常（无营养不良危险性），无需以下评价。
　<11 分提示可能营养不良，请继续以下评价。
营养评估分数（小计满分 16 分）：
营养筛检分数（小计满分 14 分）：
MNA 总分（量表总分 30 分）：
MNA 分级标准：
　总分≥24 分表示营养状况良好。
　总分 17~24 分为存在营养不良的危险。
　总分 <17 分明确为营养不良

5. 营养不良通用筛查工具（malnutrition universal screening tool，MUST）

MUST 适用于所有住院患者，主要用于蛋白质热量营养不良及发生风险的筛查，主要包括 3 个方面的评估：①BMI；②体重减轻；③疾病所致的进食量减少。通过总得分分为低风险、中等风险和高风险。该工具快速、方便，一般 3~5min 即可完成（图 1-4）。

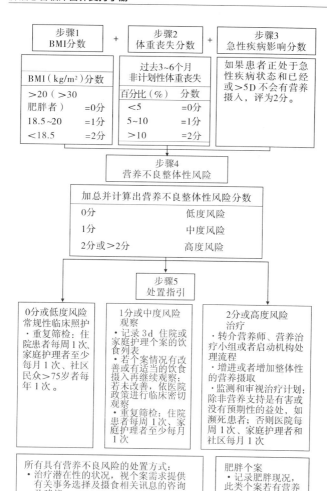

图1-4 营养不良通用筛查工具的评估步骤及计分方法

6. 肿瘤患者营养不良筛查工具（malnutrition screening tool for cancer patients，MSTC）

MSTC 是近年来提出的专门针对肿瘤患者的营养筛查工具。该工具使用简便，5min 内即可完成。

- 计算公式：

MSTC 评分 = -0.116 + (1.777 × 饮食变化) + (1.568 × 体重减轻情况) + (1.304 × ECOG 评分) - (0.187 × BMI)

- 饮食变化：无变化或增加 = 0 分（≥ 平时量的 91%），中等减少 = 1 分（平时量的 71% ~ 91%），重度减少 = 2 分（≤ 平时量的 70%）。
- 体重减轻情况：无变化或增加 = 0 分，体重减轻 = 1 分。
- ECOG 评分是由美国东部肿瘤协作组（Eastern Cooperative Oncology Group，ECOG）制定的一种较简化的体力状况评分方法。

0 分：活动能力完全正常，与发病前无任何差异。

1 分：能自由走动及从事轻体力活动，包括一般家务或办公室工作，但不能从事较重的体力活动。

2 分：能自由走动，能生活自理，但已丧失工作能力，日间不少于一半时间可以起床活动。

3 分：生活仅能部分自理，日间一半以上时间卧床或坐轮椅。

4 分：卧床不起，生活不能自理。

- BMI = 体重（kg）/ 身高（m^2）

肿瘤患者发生营养风险的概率（P 值）可以用如下公式计算得出（e 为自然常数）：$P = e^{MSTC评分} / (1 + e^{MSTC评分})$

7. 各种营养筛查工具的选择

如今尚缺乏针对性的用于恶性肿瘤患者的营养评价"金标准"，临床上可根据评价对象的特点和评估目的选择适当的筛查工具。对于肿瘤住院患者，一般推荐使用 PG-SGA、NRS 2002 或 MSTC；对于门诊者，推荐使用 MUST；而对于老年肿瘤患者则首先考虑使用 MNA。

第二部分

肿瘤相关营养问题及处理

肿瘤是一种消耗性疾病,5%~25%的恶性肿瘤患者直接死于营养不良和衰竭;80%以上的晚期癌症患者发生癌性恶病质,出现厌食、恶心、呕吐、乏力、体重下降等临床症状,或因营养状况差无法耐受手术、放疗和化疗,将严重影响患者的生存质量和预后。因此,改善不良的营养状态对于肿瘤患者至关重要。今天,营养支持已不再仅局限于辅助治疗的范畴中,而逐渐成为了肿瘤的有效治疗方法之一。

肿瘤的类型、部位、大小和分期与患者的营养状况密切相关。一般研究认为,胃癌和食管癌患者更容易发生营养不良。如果以体重下降为指标,乳腺癌或急性非淋巴细胞性白血病、肉瘤、急性非霍奇金淋巴瘤患者,体重下降的概率最低(31%~40%);结肠癌、前列腺癌、恶性非霍奇金淋巴瘤患者的概率居中(48%~60%);而胰腺癌、食管癌和胃癌患者的概率最高(80%~87%),且其中约1/3的患者体重下降超过10%。

第一章
总 论

肿瘤患者发生营养不良的原因

1. 肿瘤直接导致机体代谢异常

机体的应激状态和肿瘤组织的不断增殖使晚期或终末期肿瘤患者的代谢状态明显异常,最突出的是乳酸-葡萄糖循环增强、脂肪动员增加、体重丢失及蛋白质的分解大于合成(表2-1)。

表2-1 恶性肿瘤对机体代谢的影响

代谢类型	指标	影响
能量	静息能量消耗	↑
蛋白质	全身蛋白更新	↑
	骨骼肌形成	↓
	骨骼肌分解速度	↑
	肝脏合成速度	↑
糖类	葡萄糖更新	↑
	葡萄糖不耐受	↑
	糖原合成	↑
	葡萄糖再循环	↑
	乳糖合成	↑
	葡萄糖抑制	↓

(续表 2-1)

代谢类型	指标	影响
脂类	脂肪动员	↑
	脂蛋白酯酶活性	↓
	脂肪氧化	↑
	全身脂肪分解	↑

注：↑ = 升高；↓ = 降低

2. 肿瘤相关症状对营养状况的影响

肿瘤患者有许多影响正常经口进食、营养状况的症状。包括厌食、恶心、呕吐、消化系统不适、疼痛等。另外，患者面对肿瘤诊断的不良心理反应，如抑郁、焦虑等，也会对营养状况产生不良影响。

3. 肿瘤治疗对营养状况的影响

（1）化学疗法

化疗可以直接影响机体的新陈代谢，或引起恶心、呕吐、腹泻、味觉改变、食欲减退、厌食等，影响营养物质的摄入。这些症状可以立即或迟发出现，持续几小时至几天不等，而严重且持续的不良反应会导致患者体液或电解质失衡、体重减轻及衰弱等。

（2）放射疗法

放疗对营养状况的影响分为两个方面：

1）远隔效应

指非腹部的放疗也可以引起严重的肠道黏膜损伤，影响患者的消化与吸收，导致营养不良。

2）远期效应

指放疗的毒副作用出现较晚，持续时间较长，可至放疗结束数月后。

放疗对营养状况的影响取决于肿瘤的位置、放射的剂量和时间、放射线的类型、患者的状况等。其中，当肿瘤位于头颈部及腹部时,放疗对营养状况的影响最大,可能导致炎症、疼痛、味觉改变、感染、吞咽困难、放射性肠炎、胃肠黏膜炎等。

(3) 外科手术

外科手术是对机体的外源性创伤,可以导致代谢紊乱及内稳态失衡,进而影响患者的营养状况。

1) 术前焦虑、术中机械性创伤和术后的炎症反应通过作用于交感神经内分泌系统使机体发生一系列代谢变化。

2) 机体在损伤修复过程中释放大量的炎症介质和细胞因子、术后长期禁食及肠外营养,可以引起胃肠道黏膜的损伤,导致肠道菌群失调、移位及内毒素的大量释放,进而导致营养素的消化吸收障碍。

肿瘤患者营养治疗的目的

1) 预防性治疗营养缺乏或恶病质。
2) 减少抗癌治疗引起的副反应,提高治疗的依从性。
3) 提高患者的生活质量,改善其预后。

肿瘤患者营养治疗的指征和原则

1) 若患者有严重营养不良或因胃肠道功能障碍和其他代谢、药物、放疗等因素预计饮食不足超过1周者,应给予肠内或肠外营养支持,并尽可能同时进行抗肿瘤治疗。

2) 营养良好或仅有轻度营养不良并预期饮食足够的肿瘤患者在手术或放、化疗时无需特殊的营养支持治疗。

3) 对化疗或放疗等抗肿瘤治疗无效,且预计生存期不超过6周的进展期患者,肠外营养并无明显的益处。

肿瘤患者的营养需求

临床上可以根据 Harris-Benedict 公式估算肿瘤患者的每日能量需要量（estimating energy requirements，REE）。肿瘤患者的活动系数见表 2-2，应激系数见表 2-3。

计算公式为（AF：活动系数；SF：应激系数）：

男性 REE = [66.47 + 13.75 × 体重（kg）+ 5 × 身高（cm）- 6.76 × 年龄（岁）] × AF × SF

女性 REE = [655.1 + 9.56 × 体重（kg）+ 1.85 × 身高（cm）- 4.68 × 年龄（岁）] × AF × SF

表 2-2 肿瘤患者的活动系数表

活动情况	活动系数
卧床	1.2
卧床和室内活动	1.25
轻体力活动	1.3

表 2-3 肿瘤患者的应激系数表

病情	应激系数
手术	1.2
感染	1.2~1.8
骨折	1.3
癌症	1.1~1.4
呼吸衰竭合并败血症	1.6

计算结果应按照实际情况进行校正，如体温升高（>37℃）时，每升高 1℃ 增加 10%；年龄 ≥70 岁时，减少 10%。

也可以用以下简表估算肿瘤患者的营养需求量（表 2-4、2-5）：

表2-4 肿瘤患者营养需求估算表

营养类别	需要量
能量（kcal/kg）	
可自由活动	30~35（营养不良者） 25~30（营养良好者）
卧床	20~25
蛋白质或氨基酸 [g/(kg·d)]	
营养状况良好	0.8~1.2
严重营养消耗	1.5~2.0
糖类或葡萄糖 [g/(kg·d)]	3~5
脂肪或脂类	占>35%的总能量，约50%的非蛋白能量
液体	根据个人情况而定，一般按30~50 mL/(kg·d)给予；原则："量出为入"+"按缺补入"；维持尿量1 000~1 500mL/d，电解质在正常范围内

表2-5 肠内营养时每日平均维生素及微量元素需要量

维生素及微量元素	需要量
维生素	
A（mcgRE）	*800/700
D（mg）	5
E（mg）	14
B1（mg）	*1.4/1.3
B2（mg）	*1.4/1.2
B6（mg）	1.2
B12（mg）	2.4
C（mg）	100

(续表2-5)

维生素及微量元素	需要量
微量元素 (mg)	
钙 Ca	800
磷 P	700
钾 K	2 000
钠 Na	2 200
镁 Mg	350
铁 Fe	*15/20

说明：带*号表示有男女之分，例如，*800/700指"/"前为男性数据，"/"后为女性

对于非重症监护状态的患者，推荐通过营养管适当给予膳食纤维，尤其是老年患者（表2-6）。推荐剂量为15～30g/d。

表2-6 肠外营养时每日平均电解质需要量

电解液	需要量（mmol/kg）	需要量（mmol）
钠	1～1.5	60～150
钾	1～1.5	40～100
钙	0.1～0.15	2.5～7.5
镁	0.1～0.2	4～12
磷酸盐	0.3～0.5	10～30

附：ASPEN 2002给出的恶性肿瘤患者营养支持方面的建议：

1. 癌症患者存在发生营养不良的风险，必须进行营养筛查，目的是发现需要进行正规营养评估和营养支持的患者（D类）。

2. 营养支持不应常规应用于癌症手术患者（A类）。

3. 对有中或重度营养不良的癌症患者,在手术前7~14d实施营养支持可能有益,但在评估营养支持的益处时应考虑营养支持本身以及手术延迟所带来的风险(A类)。

4. 营养支持不应作为癌症化疗患者的常规辅助措施(B类)。

5. 营养支持不应在头颈部、腹部、盆腔恶性肿瘤患者的放疗中常规应用(B类)。

6. 营养支持适用于接受积极的抗肿瘤治疗、同时存在营养不良问题或预期长时间不能消化和(或)吸收营养物质的患者(B类)。

7. 终末期肿瘤患者通常不推荐使用营养支持作为姑息性治疗(B类)。

A级:基于循证医学研究的较好依据;B级:基于循证医学研究的一般证据;C级:病例报道;D级:专家意见或评论。

第二章
肿瘤相关营养并发症及处理

食欲下降

食欲下降是肿瘤患者的常见症状,也是营养不良的一个主要原因,患者同时伴有饱感、味觉改变、恶心、呕吐等症状,严重者称为厌食。

1. **病　因**

1) 源于大脑进食调节中枢的功能障碍。大脑内 5 - 羟色胺(简称 5 - HT)浓度增加与厌食有关,肿瘤生长增加了血浆色氨酸的浓度,后者进入大脑可提高 5 - HT 的浓度。

2) 肿瘤本身的局部作用。如口腔、咽喉、食管肿瘤导致吞咽困难,胃肿瘤导致梗阻,使进食减少,食欲下降。

3) 味觉异常。肿瘤患者往往对甜、酸、咸味的阈值下降,可能与微量元素缺乏有关。

4) 肿瘤细胞释放的恶病质素可作用于下丘脑摄食中枢,抑制食欲。

5) 化疗药物作用于中枢的化学受体激发区,局部作用于胃肠道,从而导致恶心、呕吐和厌食。

6) 其他因素,如抑郁、焦虑等精神因素。

2. **诊　断**

(1) 定性诊断

早饱症状、味觉改变、嗅觉改变、厌食肉类、恶心、呕吐，以上症状患者只要出现1项即可诊断为食欲下降。

(2) 视觉模拟评分法 (visual analogue scale, VAS)

通常用于评估疼痛程度，也可以用来定量评估患者食欲下降的程度，多用于流行病学研究。

(3) 方法

在白纸上画一条长10cm的直线，两端分别标上"正常"和"最严重"。患者根据自己所感受的食欲下降程度，在直线上某一点做一记号，从起点至记号处的距离长度就是食欲下降的量。

3. 治 疗

食欲下降的治疗首先应针对病因治疗，并同时采取饮食辅导，药物治疗推荐孕激素和皮质类固醇，其他药物的效果尚不明确。

(1) 病因治疗

针对患者的消化系统原发病及肿瘤相关性并发症如贫血、电解质紊乱、疼痛、味觉异常等进行治疗，同时改善患者的心理状态，必要时进行心理治疗。

(2) 饮食辅导

采用给予高能量、低脂肪食物，少量多餐，改善进餐环境等方法对患者进行饮食辅导，可以有效提高摄食量。

(3) 药物治疗

可以使用的药物种类有限，且均有一定的副作用。皮质类固醇可抑制恶心、疼痛，改善食欲和提高生活质量；黄体酮可稳定或改善体脂群，但有血栓形成的危险，不建议长期使用；雄激素有助于增加体质量，不良反应较类固醇治疗更少，但刺激食欲及经口摄入量方面效果较差。

吞咽困难

吞咽困难是指食物从口腔到胃贲门运送过程中受阻而

产生的咽部、胸骨后或者食管部位的梗阻停滞感觉，可伴有吞咽疼痛、反酸等不适，是食管癌及贲门癌患者的常见症状。

1. 病　因

一般由于肿瘤生长压迫致使食管或贲门狭窄，食物难以通过。如伴有纵隔浸润，或肿瘤较大压迫喉返神经，可伴有声嘶症状；如肿瘤浸润导致食管-支气管瘘，可出现吞咽困难伴饮水呛咳。

2. 辅助检查

1）肿瘤标志物检查。

2）胸部X线片。了解食管异物的大小、位置及狭窄程度。

3）上消化道钡餐透视。了解食管黏膜皱襞改变。

4）胃镜检查。病理检查鉴别食管良、恶性肿瘤。

3. 吞咽困难的评估

采用美国语音-语言-听力协会（American Speech-language-hearing Association，ASHA）指定的吞咽分级评定量表评价吞咽困难的功能性严重程度，如下所示：

0级：不能对患者测试。

1级：吞咽是非功能性的。

2级：吞咽不协调和（或）延迟，进食无法满足营养需求，但能少许吞咽。

3级：因吞咽困难而不能满足营养需求，进食需监督。

4级：虽然需要一般性监督来确保代偿技术的采用，但吞咽困难不影响营养需求。

5级：虽然需自我监控和代偿技术，但吞咽功能足以满足营养需求；可能偶尔需要给予患者专门的喂养技巧或纠正进食方式等方面的指导。

6级：虽然间歇性地出现轻度吞咽困难，但绝大多数时间进食正常，也可能需要另外增加时间完成进食。

7级：各种情况下吞咽均正常。

4. **治 疗**

积极治疗原发病，一经确诊，应尽早手术治疗。如无手术机会，可行放疗缩小病灶，于狭窄部位放置支架扩张狭窄，改善梗阻，也可应用激光或高频电灼烧梗阻部位。

任何不能经口获得足够营养和水的患者（ASHA评价为≤3级），均为胃肠道营养的指征。喂养方法包括：食管内插管、临时小肠管、胃造口术等，应根据患者的病情及意愿选择不同的方式，其中临时小肠管、胃造口术对晚期癌症患者是禁忌。

消化不良

消化不良是一组表现为上腹部疼痛或烧灼感、餐后上腹饱胀和早饱感的综合征，可伴食欲下降、嗳气、恶心或呕吐等。

- 上腹痛：位于胸骨剑突下与脐水平以上、两侧锁骨中线之间区域的疼痛，一般发生在餐后。
- 上腹烧灼感：上腹局部的烧灼感，与胸骨后的烧灼样疼痛或不适不同，后者称为胃灼热，是胃食管反流的特征性症状。
- 餐后上腹饱胀：食物长时间留存于胃内的不适感。
- 早饱感：进食少许便产生胃肠过度饱胀的感觉，无法完成正常进食。

1. **分 类**

消化不良可以分为器质性和功能性两种。

1）器质性消化不良是指由明确疾病，如消化系统疾病或全身性疾病引发的消化不良。

2）功能性消化不良是指临床上有消化不良症状，但实验室和内镜检查未见明显异常，无法用器质性病变解释的消化不良。

2. 病　因

消化不良与胃肠运动功能、内脏感觉功能、胃酸分泌、胃肠激素分泌、精神心理因素、幽门螺杆菌感染等因素相关，其中与肿瘤相关的因素如下：

（1）肿瘤本身因素

1）肿瘤的生长影响机体内稳态，导致代谢和胃肠道功能紊乱。

2）肿瘤压迫或破坏消化道，直接损害消化功能。

3）肿瘤引起的相关症状，如疼痛、吞咽困难、味觉异常、便秘等也可导致消化不良。

（2）抗肿瘤治疗因素

1）化学治疗：

- 化疗药物可以直接刺激胃肠道，导致胃肠道黏膜损伤。

- 化疗药物具有神经毒性，影响自主神经系统，降低肠神经活性，抑制胃肠道运动。

- 化疗引起的恶心呕吐使患者的自主神经系统功能紊乱。

- 化疗后的骨髓抑制导致患者乏力、食欲减退。

2）手术治疗：胃癌术后患者的胃酸、促胃液素分泌减少，胆汁、胰液和肠液反流，胃容量减小，消化酶分泌减少等都会引起消化不良。

3）放射治疗：腹部区域放疗对胃肠道黏膜的损伤及胃肠道的毒副作用，根据放疗的位置、放射的剂量和时间、放射线的类型、患者的状况等，均可能导致不同程度的消化不良。

（3）精神心理因素

肿瘤患者因疾病产生焦虑、抑郁、恐惧等精神心理障碍,影响了胃肠运动和分泌功能,出现消化不良,且严重程度与这些负性情绪呈正相关。

3. 治疗

通过消除病因,缓解消化不良的症状,来提高患者的生活质量。对于器质性消化不良患者,积极治疗原发病是治疗的基础。

(1) 饮食辅导

帮助患者认识病情,改善饮食习惯,宜食温和、无刺激性的食物,忌食辛辣、胀气、坚硬、油腻、过热过冷的食物,减轻消化系统负担的同时摄取足够的营养。

(2) 药物治疗

1) 促胃肠动力药:可以明显改善与进食相关的上腹部症状,如甲氧氯普胺、多潘立酮、莫沙比利等。

2) 抑酸剂:适用于非进食相关消化不良,以上腹痛、烧灼感为主要症状者,分为 H_2 受体拮抗剂(如西咪替丁、雷尼替丁等)和质子泵抑制剂(如奥美拉唑、兰索拉唑等)。

3) 抗酸剂:起有效中和胃酸的作用,缓解部分因胃酸过多引起的消化不良症状。如氢氧化铝、铝碳酸镁等。其中铝碳酸镁还有吸附胆汁的作用,可用于伴胆汁反流者。

4) 助消化药:可作为治疗消化不良的辅助用药,如消化酶和微生态制剂等,可改善与进食相关的腹胀、食欲下降等症状。

5) 根除幽门螺杆菌:可以使部分功能性消化不良患者的症状得以长期改善。

(3) 精神心理治疗

对患者进行心理辅导,消除紧张、焦虑、抑郁等不良情绪,必要时使用药物治疗,不但可以缓解症状,还可以提高生活质量。

恶心呕吐

恶心完全是主观经历，其定义为"一种感觉或呕吐的即刻前驱表现"。患者常伴有头晕、心动过速、流涎增加等迷走神经兴奋症状，可伴或不伴呕吐。

干呕时膈肌、腹肌收缩，但无胃内容物从口腔排出，常发生于恶心之后。

呕吐是指通过膈肌、胸腹肌及胃的强烈收缩运动，胃内容物快速、强有力地逆向、不由自主地从口腔排出的过程。呕吐常伴有恶心，但也可不伴。

1. 病因

引起恶心、呕吐的原因很多，一般可分为中枢性和局部性原因。

（1）中枢性呕吐

多为颅内肿瘤、副瘤综合征、继发性颅内感染、抗肿瘤治疗、精神心理因素所致。

（2）局部原因所致的反射性呕吐

因肿瘤的生长、压迫等局部原因所导致的呕吐，包括刺激咽部、膈肌，及胃肠道、肝胆胰及腹腔受累等原因。

2. 临床表现

不同原因导致的恶心呕吐有其各自的特点，临床上可以帮助判断病因。

（1）不同时间的恶心呕吐

1）晨起呕吐：多见于晚期癌症引起的脑转移并发颅内压增高、肾衰竭所致。鼻咽部肿瘤刺激咽部，可引起晨起恶心干呕。

2）夜间恶心呕吐：常由胃肠道肿瘤引起的幽门、肠道梗阻导致。

3）进食后呕吐：进食后立即出现呕吐多由肿瘤累及幽

门所致；进食后一段时间出现则常见于胃肠道或肠系膜等部位被肿瘤压迫或阻塞所致。

（2）放射治疗导致的恶心呕吐

常于治疗后出现，与放射的部位、范围和剂量有关。

（3）化疗药物导致的恶心呕吐

根据发生的时间分为急性、迟发性和预期性3种。

1）急性恶心呕吐：接受化疗后24h内出现的恶心呕吐。通常5~6h达到高峰，可持续18h以上，之后停止或转变为迟发性呕吐，此类呕吐程度最为严重。

2）迟发性恶心呕吐：接受化疗后24h以后出现的恶心呕吐。一般发生于化疗后24~48h，可持续1周。虽然较急性呕吐程度轻，但持续时间长，对患者的治疗、营养状况及生活质量影响较大。

3）预期性呕吐：多见于在以往化疗过程中出现较严重恶心呕吐的患者，是一种习惯性的，对声音、气味刺激产生的条件反射。恶心呕吐发生于下次化疗之前，多见恶心及干呕。主要是由于精神心理因素所致。止吐药往往效果不佳。

4）突破性呕吐：尽管已经给予了合适的预防性止吐治疗，但还是发生了呕吐。

（4）不同部位肿瘤导致的恶心呕吐

1）颅内原发或转移性肿瘤多出现因颅内压升高导致的喷射样呕吐，恶心不明显，与饮食无关，常伴剧烈头痛。

2）肿瘤侵犯或压迫幽门，也可导致迟发性喷射样呕吐，常伴上腹部不适及胀痛。呕吐物常为有腐败气味的隔夜食物，不含胆汁。

3）肿瘤侵犯或压迫十二指肠，也可表现为迟发性呕吐，可伴恶心、呕血、间歇性腹痛等症状。呕吐物为胃内容物。

4）肿瘤累及肠道可出现肠梗阻，患者反复恶心呕吐，伴腹痛、停止肛门排气排便，呕吐后腹痛不缓解。可呕出胆汁样液体。

3. 治疗

（1）消除病因

对于原发病的治疗是处理恶心呕吐的基础。例如对肿瘤的治疗，或对肿瘤所致并发症，如感染、颅内压升高、肠梗阻、器官功能障碍等的治疗，均可以控制恶心呕吐。

（2）饮食辅导

避免进食油腻、辛辣等刺激性食物，应给予高蛋白、高热量、易于消化吸收的食物。

（3）药物治疗

因肿瘤引起的恶心呕吐原因众多，故应根据不同的发病原因选择不同的止吐药物和方案。

1）肿瘤侵犯或压迫消化系统：消化道肿瘤引起的狭窄或梗阻所致的呕吐，药物治疗效果差，只有经扩张、置入支架、引流或手术治疗，解除狭窄或梗阻之后，呕吐症状才会消失。

2）胃排空障碍：选择促胃肠动力药，如甲氧氯普胺、多潘立酮、莫沙必利等。

3）中枢神经系统病变：肿瘤所致颅内压升高，治疗的重要措施之一是应用降低颅内高压、减轻脑细胞水肿的药物治疗，同时可以选择吩噻嗪类药物（如氯丙嗪、异丙嗪、奋乃静等）联合地塞米松治疗。

4）放化疗：主要参考 NCCN 有关治疗恶心呕吐的相关指南。现常用药物为 5-HT_3 受体拮抗剂（如昂丹司琼、格雷司琼、托烷司琼等）和神经激肽-1（NK-1）受体拮抗剂（如阿瑞吡坦），并可使用地塞米松联合治疗，增强其止吐疗效。

5）精神心理因素：心理治疗是关键。首先应消除患者的精神心理障碍，其次可配合药物治疗，常用的药物是镇静药与促胃肠动力药，症状严重者可采用抗抑郁药物治疗，此时应慎用昂丹司琼等作用强烈的镇吐药物。

(4) 营养支持治疗

严重的恶心呕吐可以导致患者无法正常进食，此时可采用鼻饲或鼻肠管给予适当的肠内营养支持。如患者无法耐受肠内营养，应考虑使用肠外营养补充必要的能量及营养元素。

水　肿

水肿是组织间隙过量积液的病理现象。肿瘤患者常常合并水肿，主要表现为皮肤紧张，皮肤皱褶变浅、消失，按压后局部凹陷等，可以由肿瘤原发病引起，也可以因抗肿瘤治疗如手术、放化疗等引起。对于肿瘤压迫局部静脉导致回流受阻形成的水肿，应以治疗原发病，解除压迫为目标。

1. 淋巴水肿

（1）病　因

继发于抗肿瘤治疗，手术、放疗后导致淋巴管和淋巴结分泌通路受损阻塞，同时淋巴液增多，运输能力下降，形成淋巴水肿。多见于乳腺癌的手术和放疗后，也可见于头颈部和盆腔的恶性肿瘤治疗后。

（2）临床表现

淋巴水肿主要表现为肢体感觉沉重或紧绷、疼痛不适、活动受限、肿胀，皮色和皮温一般正常。慢性淋巴水肿可使皮肤淋巴纤维化，同时发生感染的风险也增加，常见为局部蜂窝织炎。Stemmer征阳性：手指或脚趾背部皮肤不能提起或提起困难。

（3）治　疗

以预防为主，临床一旦诊断为淋巴水肿，应立即治疗，并维持终身。综合消肿治疗（complete decongestive therapy, CDT）是目前疗效较肯定的淋巴水肿治疗方法，内容包括皮肤及指甲护理、被动淋巴引流、压力绷带包扎及治疗性锻炼四部分。如果CDT效果不佳，还可以考虑显微外科淋巴静脉吻合术。

2. 低蛋白性水肿

（1）病　因

晚期肿瘤患者可因营养不良形成低蛋白血症，导致血液胶体渗透压明显降低，形成低蛋白性水肿。

（2）临床表现

低蛋白性水肿一般先从足部开始蔓延至全身，与体位相关，由于重力影响，站立时常下肢水肿较重，卧位时颜面部水肿可能较重，同时伴有消瘦及恶病质。

（3）治　疗

应根据患者的病情给予相应的营养支持治疗，纠正低蛋白血症，进而消除水肿。临床一般通过静脉补充白蛋白后再给予利尿剂的方法治疗此类水肿，但对于晚期肿瘤患者往往效果不明显。

3. 深静脉血栓性水肿

1）肿瘤直接侵犯或压迫、肿瘤患者的高凝状态、抗肿瘤治疗对血管内皮的损伤、长时间卧床等均可能导致患者出现深静脉血栓。血栓使局部静脉血管内压力升高，形成软组织水肿。

2）深静脉血栓导致的局部水肿多发生于阻塞处的远端肢体，多伴有疼痛，甚至出血。

3）治疗以预防为主。由于肿瘤患者的机体往往处于高凝状态，是深静脉血栓的高危人群，故对于没有抗凝禁忌证的肿瘤患者，一般要求住院期间均进行预防性抗凝药物治疗，并根据病情适当延长术后的预防性抗凝时间。抗凝药物现以低分子肝素为主。一旦患者发生了血栓，则应积极给予溶栓、抗凝治疗。

4）某些神经内分泌性肿瘤也可以导致机体发生水钠潴留，如垂体瘤、嗜铬细胞瘤或某些副瘤综合征。临床应以明确诊断、尽早治疗原发病为原则。

便 秘

便秘指排便困难或费力，排便不畅，便意及便次过少，粪便干结且量少，常伴腹痛或腹部不适。可分为器质性和功能性两种，前者主要由直肠肛门及结肠病变、肠道动力减退、内分泌代谢性疾病、神经系统疾病、药物因素等引起；后者指除外以上各种器质性疾病所致的便秘，临床分为慢传输型、出口梗阻型和混合型。

1. 病 因

（1）肿瘤本身所致

肿瘤侵犯、压迫或转移可引起肠道阻塞，使粪便通过困难，或由于到达直肠的粪便过少，无法触发排便反射而引发便秘。此外，肿瘤侵犯神经系统时，可能损伤排便反射或使排便动力减弱，从而引发便秘。

（2）治疗相关性便秘

1）手术治疗：患者术后长期卧床产生的肠粘连、肠梗阻可以导致便秘。

2）化学治疗：化疗药物通过影响自主神经系统抑制肠蠕动，而用于防治化疗相关性恶心呕吐的 $5-HT_3$ 受体拮抗剂也可以抑制肠蠕动，导致便秘。

3）放射治疗：放疗期间患者因各种原因活动受限，直肠排便反射敏感性下降，使患者排便习惯改变，导致便秘。

4) 止痛药：阿片类止痛药常用于治疗晚期肿瘤患者的疼痛。此类药物可使胃肠道平滑肌痉挛，引起胃排空延迟、消化道腺体分泌减少和中枢神经系统抑制，导致排便反射迟钝及大便干结。

2. 临床诊断

便秘不是一种独立的疾病，其诊断应包括病因（和诱因）、程度和类型，其临床表现包括3个方面：

（1）原发疾病的表现

如大肠癌可有黏液血便，痔疮、肛裂者可有排便疼痛、鲜血便等。

（2）排便障碍的表现

便次减少（每周<3次），粪便量少，排便间隔延长，可逐渐加重；因粪便干结或不干结，均可排便困难。

（3）伴发症状

便秘患者常伴发腹胀、腹痛、恶心、口渴等，多数同时伴有心情烦躁。

其严重程度分轻、中、重三度：轻度者症状较轻，不影响生活，经一般处理即可好转，不需或只需少量用药；重度者便秘症状持续，患者异常痛苦，严重影响生活，不能停药或治疗无效；中度者介于两者之间。

3. 治 疗

根本原则是治疗病因，其次的治疗包括一般治疗、药物治疗、外科治疗等。

（1）一般治疗

1）给予患者日常饮食辅导，如纤维素每日摄入量应达到20～25g，饮水2 000mL/d，主食不应太过精细，多食用粗粮及新鲜水果蔬菜，还可选择核桃仁、芝麻等具有通便作用的食物。

2）鼓励患者适当增加活动，促进肠蠕动，并养成定时排便的习惯。

3) 加强心理辅导,消除紧张情绪。

(2) 药物治疗

一般遵循"三阶梯"原则:①刺激性泻剂±软化剂;②刺激性泻剂+渗透性泻剂;③采取直肠措施(栓剂、灌肠)。治疗时应从第1阶梯开始,如无效时再过渡至2、3阶梯。同时,如果患者增加纤维素饮食及多饮水开始起效时,应停用药物治疗。肿瘤患者治疗相关性便秘的药物分类见表2-7。

表2-7 肿瘤患者治疗相关性便秘的药物分类

种类	药物
表面活性剂或粪便软化剂	多库酯
润滑剂	矿物油
碱盐泻剂	柠檬酸镁、磷酸钠
刺激性泻剂	蓖麻油、番泻叶、比沙可啶
渗透性泻剂	甘油、山梨醇、乳果糖、聚乙二醇
促胃肠动力药	甲氧氯普胺
阿片类受体拮抗剂	纳洛酮、甲基纳曲酮

(3) 手术治疗

保守或药物治疗无效的患者,在严格掌握适应证的情况下,可考虑外科手术治疗。

腹泻

腹泻是肿瘤患者常见且较严重的并发症。一般描述为"稀便被频繁紧迫地排出"。其临床诊断标准为:①粪便稀薄(含水量>80%);②次数增加(每日>3次);③排粪量增加(每次>200g)。

持续腹泻可使患者发生脱水、电解质紊乱、营养不良、免疫功能受损、感染等,严重影响其生活质量,不仅可导致患者身体虚弱,甚至可威胁其生命。

1. 病　因

(1) 肿瘤原因

1) 肠道肿瘤侵犯、压迫或转移,使胃肠道动力改变引起黏膜炎症、溃烂、出血和坏死,导致分泌物增加,进而导致腹泻。

2) 因一些非肠道肿瘤,如肺癌、肝癌、胃泌素瘤、生长抑素瘤、血液系统肿瘤等,通过分泌各种调节激素影响肠道正常的蠕动和分泌功能,或破坏肠道黏膜使其对水、电解质的吸收减少等不同方式,导致患者腹泻。

(2) 治疗相关性腹泻 (treatment-related diarrhea,TRD)

长期反复接受放、化疗或应用免疫抑制剂、激素、抗生素、肠内营养等,均可能导致腹泻。

1) 化疗相关性腹泻 (chemotherapy-induced diarrhea, CID):化疗药物对肠壁产生直接毒性作用,引起肠壁细胞坏死及炎症,造成吸收和分泌之间失衡。易导致腹泻的化疗药物有伊立替康、氟尿嘧啶、卡培他滨、多西他赛及抗EGFR 的分子靶向药等。

2) 放疗相关性腹泻:腹腔和盆腔的放疗可直接破坏肠壁黏膜,引起黏膜炎症、坏死,引起异常分泌增加及吸收障碍,导致患者腹泻。

3) 感染性腹泻:因肿瘤本身或使用免疫抑制剂后,患者的免疫功能受损,加之药物的毒性作用使肠黏膜坏死,肠道菌群失衡、移位,进而发生感染性腹泻。

4) 抗生素相关性腹泻:抗生素可以直接损害肠黏膜导致腹泻,也可因过度使用抗生素导致肠道功能紊乱及肠道菌群失调,进而导致腹泻。

5）肠内营养相关性腹泻：与营养液浓度过高、温度低、细菌污染、患者过敏或脂肪含量过高均有关。

6）促胃肠动力药相关性腹泻：肿瘤患者因治疗便秘时应用促胃肠动力药或导泻药导致的腹泻。

2. 临床诊断

首先应区别感染性腹泻和非感染性腹泻，再根据临床病史和检查结果进行综合分析。

（1）临床表现

肿瘤相关性腹泻没有特异性症状和体征，应根据患者的病史、治疗史等进行综合分析。如大肠癌多见于中老年男性，稀便中多有隐血或脓血，甚至为鲜血便；仅有黏液而无血液者，多提示肠易激综合征；粪便中有脂肪滴者，多为脂肪泻。患者还可能伴随发热、消瘦、淋巴结肿大、异常肿块等，除外感染性疾病，还应考虑各种消化系统肿瘤、淋巴瘤、肠结核或副瘤综合征等。

1）大肠癌的腹泻特点：

①右侧大肠癌：

- 以腹泻、便秘或二者交替出现，排便习惯改变为特点。
- 排便次数较左侧大肠癌少。
- 出血量较少，大便多为糊状，隐血阳性。

②左侧大肠癌：

- 脓血便：由出血与肿瘤分泌的黏液混合而成。
- 鲜血便：干燥粪便与肿瘤摩擦出血后，血迹附着于粪便表面。
- 肿瘤刺激直肠癌可有里急后重感。
- 排便次数增多，大便变形变细。

2）化疗相关性腹泻：

多不伴腹痛，常出现喷射状水样便，次数较多，可持续1周，严重者长达2~3个月；化疗当天或化疗后出现。

（2）辅助检查

1）粪便检查：腹泻患者最常用、最方便的检查方法，不同病因下粪便可呈现不同的特点。如粪便见大量脓细胞者，多为肠道急性细菌感染；见血而无脓者，可因肠道肿瘤或缺血性肠病导致；如为脓血便，应考虑大肠癌、炎症性肠病、放射性肠炎、大肠息肉等，应同时行粪便培养与细菌性痢疾相鉴别。

2）影像学检查：消化道造影可用于胃肠道器质性病变，尤其是消化道肿瘤的诊断。CT和MRI对诊断腹腔脏器（如肝、胆、胰、肠道等）疾病所致的腹泻有重要意义。

3）内镜检查及活检：对胃肠道器质性病变所致腹泻有重要的诊断价值。

4）其他检查：如血液学检查，检测血浆中某些激素如生长抑素、促胃液素、降钙素、甲状腺素、5-HT、前列腺素等，对消化系统内分泌肿瘤所致的腹泻有诊断意义。

3. **治 疗**

肿瘤患者腹泻治疗的基本原则是在明确诊断后针对病因进行相应治疗，如抗肿瘤、抗感染治疗等。其次应根据患者的病情进行必要的支持治疗，对水电解质紊乱、酸碱平衡失调及营养不良给予处理。同时，持续腹泻对患者的生活和精神心理影响严重，必要时应给予心理辅导。

饮食上建议患者少食多餐；每日补充足量的水分和电解质；适当添加足够的膳食纤维；选择高蛋白、高热量的食物；避免服用有导泻作用的中草药。

化疗相关性腹泻的治疗详见第70页表2-17，放疗相关性腹泻目前没有明显有效的防治措施，有研究显示高压氧治疗可以缓解相关症状。

营养不良

营养不良是指营养物质摄入不足、过量或者比例异常，与机体的营养需求不协调，从而对机体的细胞、组织、形态、组成与功能造成不良影响的一种综合征。

肿瘤性营养不良特指营养不足，又称为蛋白质－能量缺乏性营养不良，是一种以机体组织消耗、生长发育停滞、免疫功能低下、器官萎缩为特征的免疫缺乏症。

1. 诊 断

判断营养不良最常用的指标是 BMI，BMI < 18.5kg/m^2 定义为体重低下（表2-8）。

表2-8 体质指数的不同判定标准（kg/m^2）

分级	WHO标准	欧美标准	亚洲标准	中国标准
低体重	< 18.5	< 20	< 18.5	< 18.5
正常范围	18.5~24.99	20~24.99	18.5~22.99	18.5~23.99
超重	25~29.99	25~29.99	23~26.99	24~26.99
肥胖	> 30	> 30	> 27	> 27

2. 治 疗

对于非手术，经口进食无障碍，但摄入不足的患者可采用经口营养支持或管饲途径给予肠内营养支持。应经常对肿瘤患者进行营养评价，一旦发现营养缺乏应尽早开始营养干预。对因营养摄入不足而体重下降的患者，主张采用肠内营养治疗，当已存在营养低下或预计不能进食超过7d，或持续10d以上摄食量少于预计能量消耗的60%时，应开始给予肠内营养，补充实际摄入与预计值的差值。

对处于放化疗期间的患者，建议接受饮食和口服营养补充剂增加摄入量，但不提倡放疗期间常规应用肠内营养。

恶病质

肿瘤恶病质是一组常见于肿瘤晚期患者的消耗性症状的总称,50%~75%的患者都会经历不同程度的恶病质,最容易引起恶病质的肿瘤包括:胃癌(85%)、胰腺癌(83%)、非小细胞肺癌(61%),前列腺癌(57%)和大肠癌(54%)。恶病质常伴有食欲下降、体重减轻,患者并因此感觉疲劳和变得虚弱,进一步导致各种代谢紊乱。饥饿与恶病质的鉴别见表2-9。

表2-9 饥饿与恶病质的鉴别

鉴别点	饥饿	恶病质
机制	能量不足[摄入下降和(或)丢失增加]	机制较复杂,细胞因子的调控作用
体重	↓	↓
宿主代谢反应	适当的	不适当的
急性期蛋白质反应	无	有
体重减轻	稳定	↓
蛋白质合成	↓↓↓	↓
蛋白质分解	↓↓↓	↑↑↑
脂肪组织	↓↓↓	↓↓
静息能量消耗	↓↓	↑↑↑
血清胰岛素	↓↓↓	↑↑
血清皮质醇	不变	↑↑
进食后的影响	摄入合适的营养可以逆转这些改变	进食不能逆转主要营养元素的改变

注:↑=轻度增加,↑↑=中度增加,↑↑↑=显著增加;↓=轻度降低,↓↓=中度降低,↓↓↓=显著降低

1. 诊 断

符合以下第1项及第2~6项中任意3项者均可诊断为恶病质:

1) 在12个月内体重下降>5%, 或BMI<20kg/m²。
2) 肌力下降。
3) 疲劳。
4) 食欲缺乏。
5) 低瘦体组织比率。
6) 生化指标异常: ①炎性反应标志物升高, 如CRP、IL-6等; ②贫血 (Hb<120g/L); ③低人血白蛋白 (<32g/L)。

2. 分 期

2011年Fearon K等人发表了肿瘤恶病质分期的国际共识, 提出将恶病质分为恶病质前期、恶病质期、恶病质难治期3期 (表2-10)。

表2-10 恶病质的分期

分期	诊断标准
恶病质前期	体重减轻≤5% 厌食和代谢改变
恶病质期	体重减轻>5% 或BMI<20kg/m²和体重减轻>2% 或肌肉减少和体重减轻>2% 常常有食物摄入减少或系统性炎症
恶病质难治期	不同程度的恶病质 分解代谢增强, 对治疗无反应的癌性疾病 低体能状态评分 预期生存期<3个月

3. 治 疗

目前还没有一个管理恶病质综合征的标准路径, 无单一药物被证实能持续成功地治疗该综合征,因此应该为患者制订个体化和多样化的治疗方案,如将营养、体育锻炼和心理支持与药物治疗联合应用。

(1) 营养干预

先对肿瘤患者进行评估,再确定是否给予补充高蛋白能量的营养干预方式已证实可改善其生活质量,减轻症状,提高经口摄入量,避免体重减轻,但循证医学表明,营养干预对生存率无任何益处。

目前尚不清楚体重降低的癌症患者确切的能量和蛋白质需求量,在癌症患者,已有研究显示能量摄入 > 120 kJ/(kg·d),蛋白摄入 > 1.2~1.4g/(kg·d) 可用于维持其体重,由于基础能量的需求具有高度变异性,可通过间接热量测定法测定患者的个体能量消耗,确定补充量。

(2) 对症治疗

恶心、早饱等可用甲氧氯普胺促进胃肠动力;癌症患者便秘时可给予番泻叶、比沙可啶、柠檬酸镁等通便剂;厌食时给予黄体酮类或皮质醇激素改善食欲;产生抑郁症状应给予抗抑郁药物治疗等。

(3) 锻 炼

进行需氧运动、抗阻运动能拮抗癌症引起的肌肉萎缩和蛋白消耗,同时可考虑咨询物理治疗师,以帮助制订个体化的方案。

(4) 肠内营养和肠外营养的选择

人工营养难以改善患者的生存率、生存状态、生活质量、治疗的毒性作用和心理舒适感等,对于无法治愈的晚期癌症患者,常规的营养支持方式导致治疗相关并发症的风险较高,通过胃造口术置管进行肠内营养对此类患者来说可能更适合,尤其是由于肿瘤原发病灶的侵犯或者治疗的并发症导致的吞咽困难、梗阻等,吸入性肺炎、恶心和腹泻是肠内营养常见的并发症。采用人工营养时需注意警惕相关并发症的发生。

肌肉减少症

2010年,欧洲老年人肌肉减少症工作组(European Working Group on Sarcopenia in Older People,EWGSOP)提出了肌肉减少症的欧洲共识:肌肉减少症是进行性、广泛性骨骼肌质量及力量下降,以及由此导致的身体残疾、生活质量下降及死亡等不良后果的综合征。

1. 病　因

常见为衰老、肿瘤及营养不良;其他诱因还包括废用、骨骼肌细胞去神经支配、线粒体功能障碍、炎症、激素及内分泌改变。

2. 临床表现

主要包括骨骼肌肌力减退、骨骼肌质量下降以及由此导致的其他表现,如疲劳、代谢紊乱、骨折、基础代谢率下降、营养摄入障碍、自主生活能力下降、呼吸困难等。

3. 诊　断

主要包括 CT、MRI、PET-CT 等方式。

1)CT:一般在第 1~2 或 4~5 腰椎间盘处成像,或通过骨性标志,在大腿中部成像,以此进行体积测量。

2)MRI:其优势在于提供相关光谱数据,反映肌肉 ATP 的合成能力,脂质、糖原等物质的储备状况等。

3)PET-CT:高代谢组织如恶性肿瘤中葡萄糖摄取旺盛,故氟代脱氧葡萄糖聚集较多,通过 ^{11}C - 甲基标记蛋氨酸,可以评估蛋白质的合成速度。

肌肉减少症的诊断标准:①骨骼肌质量减少;②骨骼肌力量下降;③身体活动能力下降。以上 3 条标准满足第 1 条及第 2、3 条任何中的一条即可诊断。肌肉减少症的分期见表 2-11。

表2-11 肌肉减少症的分期

分期	骨骼肌质量	骨骼肌力量	身体活动能力
肌肉减少症前期	↓	—	—
肌肉减少症	↓	↓	可能↓
严重肌肉减少症	↓	↓	↓

4. 治 疗

(1) 营养支持

可以提高终末期患者的生活质量,但重度蛋白质-能量缺乏型营养不良、恶病质患者中单纯的营养治疗既不能保持机体无脂体重,也不能延长患者的生存时间。

(2) 运 动

适当的抗阻运动可有效对抗肌肉减少等问题,如伏地挺身或借助弹力带等简单器械进行每周2次、每次30min的训练即有效果。

(3) 激素治疗

通过黄体酮及糖皮质激素提高食欲,通过激素治疗所带来的体重增加主要由水分和脂肪组成,对功能几乎没有影响。

(4) 代谢调节剂

癌性恶病质中代谢改变是肌肉减少症的主要病因之一,故逆转代谢改变是目前的研究要点。目前推荐用药包括鱼油,非类固醇类抗炎药如塞来昔布,代谢辅助因子如左旋肉碱等。

(5) 其 他

β_2肾上腺素受体激动剂福莫特罗能促进蛋白质的合成、抑制蛋白质的分解;重组肌肉抑素的反义RNA寡核苷酸可抑制重组肌肉抑素,增加骨骼肌的重量,这些药物用于肌肉减少症的效果值得期待。

贫 血

肿瘤相关性贫血主要是指肿瘤患者在其疾病的发展及治疗过程中发生的贫血,其原因是多方面的,包括肿瘤本身所致,机体的营养吸收障碍以及肿瘤患者接受长期、多种治疗所致。

贫血的发病率因恶性肿瘤原发部位不同而有差异,上消化道肿瘤伴贫血的发生率较高,其次是乳腺癌、肺癌等,总体而言,轻中度贫血在贫血患者中所占比例最大。

1. 病 因

(1) 营养相关性贫血

红细胞生成的过程需要足够的蛋白质、铁、叶酸、VitB12 和其他许多物质的供应,当肿瘤导致这些造血原料相对或绝对缺乏,或由于患者异常的营养代谢状态,即会发生贫血。

(2) 慢性病性贫血

肿瘤可以促进炎性因子的表达和分泌,进而抑制促红细胞生成素(erythropoietin, EPO)的生成、抑制红系祖细胞的增殖、破坏铁的利用和分布,导致贫血。而且肿瘤患者对 EPO 反应性的降低和铁利用的障碍更会加重贫血。

(3) 肿瘤侵犯骨髓

肿瘤细胞浸润骨髓,抑制造血干细胞增殖,消耗造血物质,导致骨髓纤维化,均会引起贫血。

(4) 抗肿瘤治疗相关性贫血

临床多见于因放化疗行骨髓移植导致的贫血。

(5) 失 血

肿瘤引起的急慢性出血也会导致贫血。

(6) 溶血性贫血

恶性肿瘤会导致溶血性贫血,其机制尚不清楚,可能与抗自身红细胞抗体和肿瘤异常分泌的溶血性产物有关。

2. 诊断标准

按贫血的严重程度分级,目前主要标准有两个,分别为美国国立癌症研究所(National Cancer Institute,NCI)和世界卫生组织(WHO)的贫血分级标准(表2-12)。贫血的病因及鉴别诊断见表2-13。

表2-12 贫血的诊断标准(Hb: g/L)

分级	NCI	WHO	中国
正常	男>120,女>110	≥110	男>120,女>110
轻度	100~正常值	95~109	91~正常值
中度	80~100	80~94	61~90
重度	65~79	65~79	31~60
极重度	<65	<65	<30

注:Hb=血红蛋白

表2-13 贫血的病因及鉴别诊断

病因	表现
缺铁	转铁蛋白饱和度<15%,铁蛋白<30ng/mL
VitB12、叶酸缺乏	B12或叶酸水平低于正常值
出血	粪便隐血阳性或内镜发现出血
溶血	Coombs试验阳性,DIC试验阳性,结合珠蛋白水平下降,间接胆红素升高
肾性疾病	GFR<60mL/(min·1.73m^2),EPO水平低下
遗传性贫血	有家族史及遗传性
铁粒幼细胞性贫血	骨髓中出现大量环形铁粒幼红细胞,铁蛋白增高
铁过载后贫血综合征	铁蛋白>1 000ng/mL

3. 治 疗

(1) 营养支持

给予高代谢状态的肿瘤患者必要的营养支持,纠正其代谢状态的异常,将有利于纠正贫血。

(2) 输 血

输注全血或红细胞是治疗肿瘤相关性贫血的主要方式,优点在于可以迅速升高血红蛋白水平,可用于 EPO 治疗无效的患者。在肿瘤相关性贫血患者的 Hb 下降至 70~80g/L 之前,原则上不考虑输血;当 Hb <70g/L 或临床急需纠正缺氧状态时,或对 EPO 治疗无效的慢性症状性贫血以及没有时间和机会接受 EPO 治疗的严重贫血,可考虑输血治疗。

(3) 促红细胞生成素

EPO 治疗贫血能改善患者的生存质量,使输血需求下降,耐受性好,可用于门诊患者。近年来一些研究表明,预防性使用 EPO 可有效减少输血,但是否影响患者的生存期和肿瘤进展时间存在争论。应用 EPO 治疗和输血可增加患者血栓形成的风险,一般 Hb 升高至 120g/L 时可以停药,对于有血栓形成的高风险人群,可应用低分子肝素治疗,每日 2 000~4 000U,每日 1~2 次,使用 1~2 周(图 2 - 1)。

(4) 补充造血原料

患者持续使用 EPO 后,经常产生"功能性"铁缺乏症,大多数患者最终将需要补铁,以保持最佳的红细胞生成状态。

首先应判断肿瘤患者的贫血是否存在缺铁。缺铁可分 3 个阶段:储铁缺乏(ID)、缺铁性红细胞生成(IDE)及缺铁性贫血(IDA),三者总称为铁缺乏症。缺铁性贫血的诊断除符合小细胞低色素性贫血外,尚需血清铁 < 8.95μmol/L(500mg/L)和血清铁蛋白 <12μg/L。

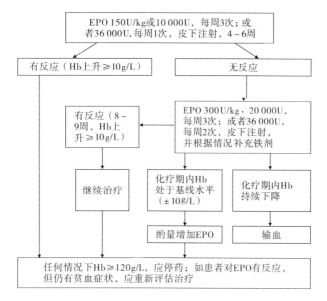

图 2-1　EPO 的应用方法

铁剂分为口服铁剂和注射铁剂两种。口服铁剂更为常用,但对于绝对铁缺乏症(铁蛋白<30ng/mL,转铁蛋白饱和度<15%)的癌症患者推荐静脉注射铁剂;而功能性铁缺乏性贫血(铁蛋白≤800ng 和转铁蛋白饱和度<20%),应考虑静脉注射铁剂和 EPO 治疗;无铁缺乏症(铁蛋白>800ng 和转铁蛋白饱和度≥20%)的患者,一般无需补充铁剂。在给予静脉铁之前应先做皮试,必须在医护人员监护下完成。通常每周给予静脉铁 100mg 一次,Hb上升至正常一般需 2 周左右。

恶性肠梗阻

恶性肠梗阻(malignant bowel obstruction, MBO)是一种腹部晚期恶性肿瘤的常见并发症。根据其发现时间可分为两种情况：一是恶性肿瘤确诊时，二是作为疾病复发的表现之一。MBO 在疾病初次诊断时已经发生，不管其肿瘤来源，通常以治愈为目的；而如作为肿瘤复发表现的一部分，治疗通常以缓解症状为目的。

MBO 的定义如下：①肠梗阻的临床证据（病史、体征和影像学检查）；②肠梗阻部位远离 Treitz 韧带；③有无法治愈的原发性腹腔内恶性肿瘤；④有腹膜受累的非腹腔内原发性恶性肿瘤。不同梗阻部位的临床表现见表 2-14。

表 2-14　不同梗阻部位的临床表现

症状	小肠梗阻	结、直肠梗阻
呕吐		
次数	频繁	不频繁
特征	水样、胆汁样	恶臭、臭
时间	发生较早，通常进食 1h 内	发生较迟
疼痛		
时间	早发	迟发
部位	脐周	局部
特征	偶见痉挛	常见痉挛
腹胀	少见	常见
食欲下降	常见	少见

1. 诊　断

MBO 诊断要点为：①恶性肿瘤病史；②间歇性腹痛、腹胀、恶心呕吐，伴或不伴肛门排气、排便；③腹部查体见肠型、腹部压痛、肠鸣音亢进；④影像学检查见肠管积气明显或多个液平面。

腹部 X 线片是最简单、最经济的确诊方法，X 线片显示扩大的肠管、液气平面、直肠内气体影和腹腔内有无游离气体（穿孔时有）。但腹部 X 线片不能区分肠闭塞和肠梗阻。

CT 扫描对 MBO 的诊断更有用，可以确定梗阻的部位、程度、数量，是否存在肿瘤，是否有腹水等。

MRI 也可用于腹部检查，据报道，MRI 的敏感性和特异性分别为 95% 和 100%，而 CT 分别是 71% 和 71%，但通常不用 MRI。

经口或直肠造影有助于区分肠腔内病变或腔外压迫导致的功能性或机械性肠梗阻，当可疑远端结肠梗阻并考虑结直肠支架时，经直肠造影检查非常重要。

2. 治 疗（表 2 – 15）

表 2 – 15 MBO 的治疗

首诊 48 ~ 72h 内	首诊 48 ~ 72h 后
A. 非药物治疗 1. 禁饮食和静脉补液，纠正电解质紊乱 2. 仅在患者呕吐明显和（或）严重腹胀时留置胃管	评价手术治疗的可行性 A. 决定手术治疗 1. 明确梗阻部位 2. 综合考虑患者的基础性疾病，选择采用内镜或透视治疗，或开腹手术，并警惕并发症的发生风险
B. 药物治疗 疼痛治疗：WHO 的阶梯镇痛治疗方案 抑制分泌药物： 1. 奥曲肽 0.1 ~ 0.9mg/d, ih, q8h 2. 地塞米松 4 ~ 8mg, ih, q24h 止吐药物： 1. 部分性肠梗阻且无绞痛时，用甲氧氯普胺 10mg, iv, q6h 2. 普鲁氯嗪 25mg, 直肠给药, q8h	3. 制订治疗建议，不采用无效手段 B. 患者因素 1. 年龄 2. 体力状态 3. 癌症期别：既往治疗，未发生梗阻时现有的治疗方法 4. 营养不良或恶病质 5. 并发症 6. 腹水 7. 患者的价值观和意愿

(续表 2-15)

首诊 48~72h 内	首诊 48~72h 后
3. 氟哌啶醇 5~15mg/d，ih，q4h 4. 甲氧阿利马嗪 6.25~50mg/d，ih，q8h 5. 氯丙嗪 50~100mg，直肠给药或 im **抗胆碱能药物：** 1. 丁溴东莨菪碱 40~120mg/d，ih 或 iv，q6h 2. 氢溴酸东莨菪碱 0.8~2.0mg/d，ih，q4h 3. 格隆溴铵 0.1~0.2mg，3/d，ih 或 iv **抗组胺药物：** 1. 赛克力嗪 100~150mg/d，ih，q8h 或 50mg 直肠给药，q8h 2. 必要时茶苯海明 50~100mg，im	C. 患者及其家属做出的决定

注：tid = 每日 3 次；ih = 皮下注射；im = 肌肉注射；iv = 静脉注射

(1) 保守治疗（最佳治疗方法）

MBO 患者往往表现为慢性或亚急性发病，部分肠梗阻比完全性肠梗阻多见，因此不需要急诊手术，通常首先采取对症支持治疗，如 48h 或 72h 后症状未见改善，再次评价后考虑手术或内镜治疗。

(2) 介入治疗

药物治疗 72h 后，MBO 患者如无改善，应考虑肠道减压。

(3) 手术治疗

手术可作为 MBO 对症处理的方法之一，包括改道（回肠造口术和结肠造口术），初次肠吻合的肠段切除，或者肠绕道术。手术可能与高死亡率有关。有些学者认为，手术仅适用于预期寿命≥2个月的患者。

（4）内镜或透视治疗

包括"减压"胃管、结直肠支架以及盲肠造口管等方法。

黏膜炎

黏膜炎指口腔和胃肠道黏膜的炎症，包括从口腔黏膜到肛门黏膜的损伤。

红斑、溃疡和疼痛是口腔黏膜炎的典型特征。对于中性粒细胞减少的肿瘤患者，其口腔和（或）胃肠道黏膜的溃疡可成为全身感染的侵入门户，会导致一部分患者发生败血症和死亡。WHO的口腔黏膜炎分级见表2-16。

表2-16 WHO的口腔黏膜炎分级

分级	临床表现
0级	无口腔黏膜炎表现
1级	无痛溃疡或红斑
2级	痛性溃疡或红斑，但不影响正常进食
3级	溃疡融合，需要进流质饮食
4级	症状严重，不能进食，需行肠内或肠外营养支持

1. **病　因**

1）肿瘤患者具有黏膜炎的易感性，大于50岁和女性患者更容易出现。而特殊肿瘤类型导致的口腔干燥、口腔损害及牙周炎等也会增加黏膜炎发生的概率。另外也有研究发现黏膜炎的发生可能与遗传有关。

2）肿瘤患者存在长期的营养摄入不足，而肿瘤细胞的高代谢状态也会进一步加重患者的负氮平衡,使其无法维持正常的细胞更新和修复。因此,增殖能力强、更新速度快的黏膜组织将首先受到影响,出现黏膜萎缩、腺体功能减退、屏障受损、细菌移位,进而加重炎症反应。

3)肿瘤患者黏膜炎的发生与手术、放化疗的抗肿瘤治疗密切相关。手术患者吸收面积减少或进食障碍导致的营养不良会加重黏膜的退化,进而引起黏膜炎症。而放化疗通过影响 DNA 合成修复等机制影响黏膜细胞的更新和修复,进而发生黏膜炎症。

2. 治 疗

肿瘤相关性黏膜炎的综合治疗包括口腔护理、对症治疗、营养支持及药物治疗等。

(1) 口腔护理

口腔护理是口腔黏膜炎治疗的基础,可以降低黏膜炎的相关危险因素,维持口腔健康并减弱与治疗黏膜炎相关的一些不利影响。其治疗目前并无统一标准,但一些简单的护理十分必要,例如清淡饮食,软食,避免辛辣、过热或过冷、酸性或腌制的食物;化疗期间每日刷牙 2 次,用牙线清洁口腔,刷牙后再用消毒液漱口,使用 0.12% 的氯己定、0.05% 的西吡氯铵口腔清洗剂可以改善其临床症状。

(2) 对症治疗

1)镇痛:可使用含盐、冰片或麻醉剂(如利多卡因)的漱口液,以起到短效的镇痛作用。

2)止血:黏膜炎的溃疡表面可能发生出血,而化疗等导致的血小板减少可能加重这一症状。局部的口腔出血可以使用局部止血剂控制(如纤维蛋白胶或吸收性明胶海绵等),如患者的血小板计数较低,则需要给予输注血小板纠正。

3)止泻:多使用盐酸洛哌丁胺进行预防和治疗腹泻,

具体用法见表2-17。

表2-17 化疗相关性腹泻的治疗建议

临床表现	干预措施
腹泻（任何级别）	口服洛哌丁胺（2mg/h）直到腹泻停止>12h
服用洛哌丁胺情况下，腹泻持续>24h	口服喹诺酮×7d
服用洛哌丁胺情况下，腹泻持续>48h	停用洛哌丁胺，入院治疗
中性粒细胞计数<0.5×10^9/L	口服喹诺酮直到中性粒细胞计数恢复正常
发热并持续腹泻，即使无中性粒细胞缺乏	口服喹诺酮直到不再发热和腹泻

4）缓解口腔干燥：患者因抗肿瘤治疗出现的继发性唾液腺功能减退，可以通过多含水、盐水漱口或嚼无糖口香糖或无蔗糖硬糖刺激唾液腺分泌，必要时还可以使用类胆碱能药物。

(3) 营养支持

黏膜炎会使患者摄入减少，并降低肠道营养的吸收功能，导致其营养不良和体重下降。因此，提供适当的营养支持可以帮助患者维持体重和预防抗肿瘤治疗的不良反应，具体补充方法见相关章节。应注意的是，由于吞咽困难或腹泻等不良反应，黏膜炎患者往往会出现脱水，因此对液体的需求量会进一步增加。

营养支持的方式包括肠内和肠外营养。肠外营养虽然有助于减轻患者的营养不良，增加其对抗肿瘤治疗的耐受性，但完全肠外营养会促使肠绒毛萎缩、增加肠道通透性、抑制黏膜免疫使细菌移位增加。而肠内营养能够刺激肠激素的产生，改善组织黏膜萎缩，促进血供，增加胃肠道动力，并刺激肠道黏膜免疫减少细菌移位，进而减轻炎症反应。

（4）药物治疗

一些抗菌药物、硫糖铝、氨磷汀、帕利夫明、谷氨酰胺等药物被发现可能有利于肿瘤患者黏膜炎的预防和修复，但各药疗效不等，且仍处于临床试验阶段，故暂不建议常规应用。

肿瘤相关性胃病

肿瘤相关性胃病是指机体某些部位发生肿瘤尤其是恶性肿瘤时，由肿瘤本身、治疗、营养性饮食以及感染等因素所导致的胃黏膜结构或功能改变。按照病因及发病机制可分为5类：

（1）肿瘤自身因素所致胃病

包括胃癌、残胃癌、残胃炎、胃溃疡、胃穿孔、上消化道大出血等。

（2）肿瘤治疗相关的胃病

包括外科治疗引起的胃病如残胃炎、倾倒综合征等，药物治疗相关的胃病如胃炎等，放射治疗相关的胃病如放射性胃炎等。

（3）感染因素所致胃病

慢性胃炎、胃溃疡等。

（4）营养饮食因素所致胃病

慢性萎缩性胃炎、残胃炎、胃癌等。

（5）社会心理因素所致胃病

慢性胃炎、胃溃疡等。

1. 临床表现

由肿瘤本身所引起的胃病大多数无症状，或症状比较轻微，常被原发肿瘤的症状所掩盖，直到发生黑便、消化道出血、胃穿孔时才被发现。

有症状者多表现为上腹部不适、早饱、嗳气、恶心等消化不良症状。溃疡者可出现饥饿痛或进餐后疼痛、呕血及黑便；胃癌合并其他胃病者可出现上腹部饱胀感、沉重感，厌食，腹痛腹泻，水肿，发热等不适。

2. 诊断与评估

1) 血常规、粪常规及肝功能检查。

2) 胃酸的测定。有助于了解胃酸分泌情况。

3) 幽门螺杆菌检查。幽门螺杆菌抗体、^{13}C 呼气试验等。

4) X线检查。诊断胃肠道疾病的重要手段，对胃肠道肿瘤有重要的辅助价值。

5) 内镜检查。是诊断胃病的"金标准"。

6) 胃 CT 及 MRI 检查。有助于胃恶性疾病的诊断。

3. 治 疗

原则为积极治疗原发肿瘤的同时，对因、对症及营养支持治疗胃病，尽量避免促进原发肿瘤进展的因素。

(1) 一般治疗

1) 精神心理治疗与生活安排：首先应给予患者精神心理方面的治疗，减轻其精神心理压力，增强其对生活的信心。方法包括向患者解释病情，消除焦虑等不良情绪，必要时给予精神心理干预。

2) 饮食与营养支持治疗：能经口进食者，尽量经口进食，少量多餐，避免刺激性食物，选择松软易消化的食物。不能经口进食者，如胃肠道功能正常，可考虑鼻饲或长期置管行肠内营养支持，否则应给予肠外营养支持。营养构成包括：每天供给 $30 \sim 35 kcal/kg$ 的能量，其中包括 $3 \sim 5 g/kg$ 的糖，$1.5 \sim 2 g/kg$ 的蛋白质，$0.8 \sim 1.5 g/kg$ 的脂肪，以及必要的微量元素和维生素。

（2）药物治疗

1）对因治疗：有肿瘤导致胃出血、胃穿孔者，病情稳定后应积极治疗肿瘤；对于消化不良患者，怀疑有胃病或幽门螺杆菌感染者，可行胃镜及幽门螺杆菌检测；手术原因引起的吻合口狭窄或梗阻，应积极保守治疗，必要时手术治疗；药物引起的胃病，应尽量避免使用同类药物，同时加强胃黏膜的保护。

2）对症治疗：上腹部饱胀、反酸、嗳气，可给予促胃动力药物，如多潘立酮、莫沙必利等；恶心呕吐，首先排除肿瘤导致的颅内高压或脑出血后，再决定是否给予止吐治疗；呕血和黑便患者考虑止血治疗，贫血严重者给予输注红细胞；对胃穿孔或消化道大出血患者，及时给予抗休克、抗感染、止血及营养治疗，必要时手术治疗。

（3）化　疗

胃癌、残胃癌的化疗常用方案为FOXFOX4、FOXFIRI方案，紫杉醇+替加氟方案，奥沙利铂+卡培他滨方案等。

（4）手术或介入治疗

手术是治疗肿瘤相关性胃溃疡、胃穿孔及胃恶性肿瘤的重要手段，手术指征为：胃癌、残胃癌；大量胃出血经内科治疗无效；急性胃穿孔；胃溃疡疑有癌变者；内科治疗无效的吻合口狭窄及反流性胃炎。

第三章
抗肿瘤治疗的营养相关性并发症及处理

外科手术

1. 外科手术对营养素代谢的影响

- 葡萄糖：高血糖，糖异生增加，外周胰岛素抵抗。
- 脂肪：脂肪分解增加，游离脂肪酸、甘油浓度升高，脂质过氧化反应增强。
- 蛋白质：蛋白质分解加速，肌肉组织大量丢失，机体负氮平衡。
- 水电解质：水、钠潴留。

2. 发生机制

（1）创伤应激引起的神经内分泌和代谢反应（图2-2）

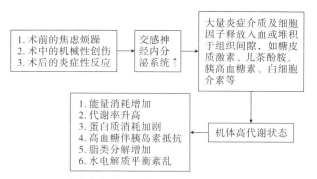

图2-2 肿瘤患者术后创伤应激导致异常代谢状态的机制

手术创伤应激后及时给予适当的输液和营养支持,不仅可有效控制炎症介质大量释放,而且可以促进血管内皮细胞的损伤修复,形成新生的毛细血管,有利于营养物质在组织及微循环血管间的交换。

(2) 术后肠黏膜屏障结构及功能的改变(图2-3)

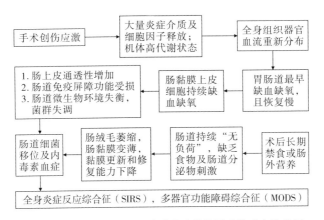

图2-3 肿瘤患者术后肠黏膜屏障结构及功能改变的机制

3. 围术期的营养支持

(1) 术前营养支持

肿瘤消耗、食欲下降、胃肠道解剖或功能障碍(如肠麻痹、梗阻、炎症等)及术前处理措施(如进食、胃肠道准备和胃肠减压等)都可以导致肿瘤患者术前不同程度的营养不良(体重下降、低蛋白血症、免疫功能下降等),进而影响患者对治疗的耐受性和术后的恢复。

1) 目的:改善患者的营养状况,供给机体必需的能量和营养素;维持组织器官的结构和功能,调节代谢紊乱;增强机体免疫力,增加患者对手术创伤和麻醉的耐受性;减少术后并发症,促进康复,缩短住院时间。

2）适应证：术前存在明显营养不良，病情允许等待营养不良状况改善的患者；存在术后并发症风险的患者；摄入量明显低于需要量的患者。

3）时间和方法：术前营养支持的时间长短应视患者的病情和营养支持的效果而定，一般应持续7~14d，否则短时间的营养支持难以达到预期效果（患者入院前在家中即可开始实施）。对于严重营养不良且病情允许等待的患者，则可以延长术前营养支持的时间。

营养支持的方法包括肠内和肠外营养。只要患者消化道功能正常并可耐受，应首选肠内营养。

（2）术后营养支持

大型手术后，机体处于高分解代谢状态，负氮平衡可持续1周甚至更长时间，因胰岛素反应不足，机体利用葡萄糖的能力下降，对脂肪的氧化利用率加快，机体耗能大幅度增加。

肠内营养可增加胃肠道血供，恢复内脏神经和消化道激素的正常功能，维护胃肠道正常菌群和免疫屏障，减少肠道细菌的移位和内毒素的释放。

同时，肠内营养还可减少炎症介质和细胞因子的异常释放，降低术后的应激程度和减轻患者的身体负担。

应特别注意的是，术后长期肠外营养支持还可能引起高血糖、高尿酸血症、胆汁淤积、脂肪沉积等，并可增加术后感染性并发症的发生率。

1）目的：补充足够的能量和必要的营养素，减少机体组织消耗，促进创伤修复，并纠正术后的代谢并发症。术后早期给予肠内营养可以明显改善患者的预后。

2）适应证：①术前因营养不良曾给予营养支持，术后需继续给予直到恢复正常饮食的患者。②术前存在营养不良，但未给予营养支持，术后短期内无法获得足够营养的患者。③术前无营养不良,但手术创伤大,术后不能进食超过5d的患者。④术后发生并发症,如消化道瘘、胃肠功能障碍、严重感染、高代谢并发症等的患者。

3) 途径: ①肠内营养: 若患者需要营养支持, 且小肠吸收功能正常, 可以耐受肠内营养时, 应首选使用肠内营养支持。其途径有口服法和管饲法, 管饲法又分为胃内管饲和肠内管饲 (具体见 "肠内肠外营养" 一章)。②肠外营养: 若患者需要营养支持, 但胃肠道不允许肠道营养或肠道营养无法满足正常需要量时, 则需考虑进行肠外营养支持。其途径主要有外周静脉和中心静脉两种 (具体见"肠内肠外营养" 一章)。

4) 手术后患者的营养需求

可以根据 Harris-Benedict 公式预计肿瘤患者的每日能量需要量 (见第34页), 也可以根据以下简表估算 (表2-18)。

表2-18 术后肿瘤患者营养需求的估算

能量	$25kcal^{\triangle}/(kg^* \cdot d)$ 病情严重时, $30kcal/(kg^* \cdot d)$
蛋白质或氨基酸	$1.5g/(kg^* \cdot d)$
氨基酸:脂类:糖类	20%:30%:50%
糖类:脂类	50%:50% 至 70%:30%
脂类	$0.8g/kg \sim 1.5g/kg$
液体	根据个人情况确定

注: *此处体重为理想体重 (Ideal Weight, IW)
$\triangle 1kcal = 4185.5J$
计算公式:
男性: IW (kg) = 48 + [身高 (cm) - 152] × 1.06
女性: IW (kg) = 45 + [身高 (cm) - 152] × 0.91

化学治疗

化学药物治疗是恶性肿瘤综合治疗中不可或缺的重要组成部分，然而虽然各种抗肿瘤新药或联合化疗方案不断更新进步，其药物自身的各种细胞毒性反应却仍未得到解决。各种化疗引起的并发症如恶心、呕吐、消化功能障碍等都会导致患者营养不良，进而影响治疗效果和患者的预后。

1. 化疗药物对胃肠道的毒副作用

胃肠道黏膜细胞具有高度的生长功能，属于增殖型细胞，对化疗药物具有高度敏感性。一般用药数小时后即可出现毒性反应，可直接由药物刺激引起，也可通过血液循环对黏膜组织细胞进行破坏，从而抑制消化道上皮细胞的生长和损伤修复，还有一部分通过影响非自主神经系统而引起。

（1）恶心呕吐

恶心呕吐是接受化疗患者最常见的早期毒性反应，严重时可以导致脱水、电解质紊乱等，影响患者进食从而导致营养不良，加重化疗的毒副作用并使患者的治疗依从性下降。

化疗药物导致的恶心呕吐主要是由于胃肠道或化学受体激发区的神经受体被激活，进而将呕吐信号传递到呕吐中枢引起的。很多神经递质可以用来传递这种呕吐信号，而5-羟色胺（5-HT）和神经激肽-1（NK-1）是其中非常重要的成员（表2-19）。

恶心呕吐的发生率会因为患者的个人体质和药物组成不同而存在差异。一般可以根据不使用止吐药时患者发生呕吐的风险，将化疗药物分为不同的等级。而应当指出的是，预防性应用恰当的止吐药物，即使使用高呕吐风险的化疗药物，呕吐风险也会降低约30%。

表2-19 不同化疗药物的呕吐风险

高风险药物（未给予预防性止吐药物治疗，发生呕吐的风险>90%）

顺铂（>50mg/m²）、环磷酰胺（>1 500mg/m²）、卡莫司汀（>250mg/m²）、达卡巴嗪、氮芥、链佐星、六甲密胺等

中等风险药物（未给予预防性止吐药物治疗，发生呕吐的风险为30%~90%）

阿米福汀（>300mg/m²）、三氧化二砷、阿扎胞苷、苯达莫斯汀、白消安（>4mg/m²）、卡铂、卡莫司汀（<250mg/m²）、顺铂（<50mg/m²）、环磷酰胺（<1 500mg/m²或口服）、阿糖胞苷（>1000mg/m²）、柔红霉素、多柔比星、表柔比星、依托泊苷（口服）、伊达比星、异环磷酰胺、伊立替康、伊马替尼（口服）、洛莫司汀、甲氨蝶呤（>1 000mg/m²）、奥沙利铂（>75mg/m²）、替莫唑胺（口服）、长春瑞滨（口服）等

低风险药物（未给予预防性止吐药物治疗，发生呕吐的风险为10%~30%）

阿米福汀（<300mg/m²）、卡培他滨、多西他赛、依托泊苷、氟达拉滨、吉西他滨、伊沙匹隆、甲氨蝶呤（50~250mg/m²）、丝裂霉素、尼洛替尼、紫杉醇、培美曲塞、拓扑替康等

（2）黏膜炎

胃肠道黏膜对化疗药物高度敏感，用药数小时后即可诱导肠上皮细胞凋亡，并抑制细胞修复。黏膜炎的发生一般分为5个阶段：启动、损伤后反应、信号扩大、溃疡形成和愈合，这些阶段不会严格先后发生，而是动态变化并

且互相重叠。口腔至肛门的整个消化道都可以出现黏膜糜烂和溃疡性损伤,进而出现不同程度的腹痛、腹胀、腹泻等不良反应。另外,黏膜炎发生后消化道的防御屏障即遭到破坏,细菌可以从破损处进入血液,引发败血症。

常见的引起黏膜炎的化疗药物有:甲氨蝶呤、氟尿嘧啶、丝裂霉素、环磷酰胺、博来霉素、阿霉素、长春新碱等,以甲氨蝶呤和氟尿嘧啶最多见。甲氨蝶呤可以直接损伤黏膜上皮细胞,诱导 IL-1、IL-6 的表达进而增加肠黏膜的通透性,同时伴有肠黏膜的萎缩。

(3) 腹 泻

化疗相关性腹泻一般与化疗药物导致的肠道黏膜炎症有关,其严重程度与药物的种类和剂量相关。常见的引起腹泻的化疗药物有伊立替康、氟尿嘧啶、甲氨蝶呤、阿霉素等。严重持续的腹泻可引起脱水、电解质紊乱、营养不良等并发症。NCI 制定的腹泻毒性标准见表 2-20。

表 2-20 NCI 制定的腹泻毒性标准

患者类别	0 度	1 度	2 度	3 度	4 度
未接受结肠造瘘术的患者	无症状	与治疗前相比,排便次数增加 <4/d	与治疗前相比,排便次数白天增加 4~6 次或有夜间排便	排便次数增加 ≥ 7/d	排便次数 >10/d
	无症状	无	腹部轻微疼痛,不影响日常活动	腹部重度疼痛或失禁,影响日常活动	显著的血性腹泻,需要胃肠外的营养支持

(续表 2-20)

患者类别	0度	1度	2度	3度	4度
接受结肠造瘘术的患者	无症状	与治疗前相比，排便次数轻度增加，从结肠瘘流出的为水样排泄物	与治疗前相比，排便次数中度增加，从结肠瘘流出的为水样排泄物，不影响日常活动	与治疗前相比，排便次数中度增加，从结肠瘘流出的为水样排泄物，影响日常活动	由于生理原因需要加强看护，虚脱
接受骨髓移植（BMT）的患者	无症状	每天腹泻量 500～1 000mL	每天腹泻量 1 000～1 500mL	每天腹泻量 >1 500 mL/kg	剧烈腹痛，有或无肠梗阻
接受 BMT 的儿童	无症状	每天腹泻量 5～10 mL/kg	每天腹泻量 10～15 mL/kg	每天腹泻量 >15 mL/kg	剧烈腹痛，有或无肠梗阻

(4) 便　秘

约15%的肿瘤患者在接受化疗时会出现不规律的大便干结，并伴有腹胀、腹痛等。其机制可能与化疗药物的神经毒性有关，通过影响自主神经系统使胃肠道平滑肌的应激性下降，进而蠕动波减弱。另外，用于防治化疗相关性恶心呕吐的 5-HT_3 受体拮抗剂也可以抑制肠蠕动，导致便秘。临床上最常引起便秘的药物是长春新碱。

2. 化疗患者的营养支持和相关并发症处理

(1) 营养支持的必要性和指征

40%～80%的恶性肿瘤患者会发生营养不良，而在化疗患者中，其发生概率可能会更高。营养不良会导致化疗暂停和中断，并使患者的依从性和治疗效果下降。因此，合理的营养支持是增加肿瘤患者治疗耐受性、提高疗效、减少不良反应的必然要求,也是肿瘤综合治疗中的重要组成部分。

营养支持的实施应根据患者的个体情况决定。适当的营养支持可以改善患者的预后,而不必要的营养支持却可能降低患者的生活质量甚至减少其生存时间。因此必须首先对患者进行筛查和评估,从而制订适当的营养支持方案(营养风险的筛查详见相关章节)。

另外,也可以通过化疗患者的一些临床症状和指征进行判断:

1)已存在营养风险或营养不良,或预计患者无法进食 >7d;

2)预计口服摄入量 < 预计能量消耗的60%,且持续时间 >10d;

3)因营养不足导致近期体重下降 >5%,可根据以下适应证进行判断:

①化疗导致重度口腔黏膜溃烂而吞咽困难者;

②化疗导致消化道黏膜炎、重度腹泻、胃肠功能暂时或永久丧失者;

③大剂量化疗后胃肠功能急性障碍者。

(2)相关并发症处理

1)恶心呕吐

研究发现,呕吐一旦发生,即使在急性期采取挽救性治疗措施,其效果将明显低于预防性治疗。而且在第一次化疗中如未能很好地控制症状,也会导致随后化疗周期中呕吐症状更加难以控制。其机制可能与呕吐反应的建立和精神心理因素相关。

处理化疗相关恶心呕吐最恰当的方法是根据患者呕吐风险的等级,提供足量的预防性药物治疗,应同时考虑治疗相关因素和患者相关因素。治疗相关因素包括应用具有呕吐风险的药物，如表2-19所示。而患者相关因素包括性别（女性）、年龄（儿童）、妊娠呕吐史、精神心理疾病史或既往化疗时未控制良好的呕吐史等。

①非药物治疗：用于辅助止吐药物，尤其是对预期性恶心呕吐的患者。包括行为治疗，如放松、联想、音乐和针灸治疗等，另外，充足的睡眠、少量进食和避免油腻或气味较重的食物也可以明显改善症状。一些非处方药，如抑酸药等可以减少胃食管反流，减轻恶心呕吐的症状。

②药物治疗：一般分为3种：糖皮质激素（地塞米松）、5-HT_3受体拮抗剂和NK-1受体拮抗剂，可以单独应用也可根据病情联合应用。

ⅰ. 高致吐风险化疗引发的急性和延迟性呕吐的防治

推荐5-HT_3受体拮抗剂+地塞米松+NK-1受体拮抗剂三类药物联合止吐治疗。

a. 5-HT_3受体拮抗剂：推荐的4种5-HT_3受体拮抗剂疗效相似。

- 多拉司琼：仅推荐化疗第1天100mg口服，因其静脉注射可能有增加心律失常的风险。

- 格雷司琼：化疗第1天2mg，4次/日或1mg，2次/日口服；或0.01mg/kg（最大1mg）静脉注射；或在化疗开始前大约24~48h以3.1mg/d（总剂量维持在34.3mg）的速度皮下注射，最多持续7d。

- 昂丹司琼：化疗第1天16~24mg口服，或8~16mg（最大剂量32mg/d，但可能有增加心电图上QT间期延长的风险）静脉注射。

- 帕洛诺司琼：化疗第1天0.25mg静脉注射（首选）。

b. 地塞米松

与阿瑞吡坦125mg口服合用时，推荐地塞米松的剂量为第 1 天 12mg 口服或静脉注射，第 2～4 天每天 8mg 口服 1 次。

注意类固醇药物与 IL-2 和干扰素合用属于禁忌证。

c. NK-1 受体拮抗剂

阿瑞吡坦化疗第 1 天 125mg 口服，第 2～3 天 80mg 口服。

ⅱ. 中度致吐风险化疗引发的呕吐防治

推荐化疗第 1 天 5-HT$_3$ 受体拮抗剂 + 地塞米松 ± NK-1 受体拮抗剂联合止吐治疗。

5-HT$_3$ 受体拮抗剂推荐多拉司琼、格雷司琼、昂丹司琼和帕洛诺司琼为首选，具体用法与防治高致吐风险静脉化疗相同。地塞米松推荐化疗第 1 天 12mg 口服或静脉注射。

防治卡铂、顺铂等致吐性高于其他中度致吐风险药物引起的恶心呕吐时，可在地塞米松、5-HT$_3$ 受体拮抗剂基础上加入 NK-1 受体拮抗剂阿瑞吡坦，推荐化疗第 1 天阿瑞吡坦 125mg 口服。

ⅲ. 低度或极低度致吐风险化疗引发的呕吐防治

- 地塞米松 12mg 每天口服或静脉注射，但禁止与 IL-2 和干扰素合用。
- 甲氧氯普胺 10～40mg 口服或静脉注射，必要时每 4～6h 重复 1 次。
- 丙氯拉嗪 10mg 口服或静脉注射，必要时每 6h 重复 1 次（最大剂量 40mg/d）。
- 极低度致吐风险化疗无需常规预防用药。

2）黏膜炎：处理措施见第 69 页。

3）腹泻：大约 1/3 的化疗患者会出现严重腹泻，显著影响了患者的治疗效果和生存质量。接受伊立替康的患者急性或迟发性腹泻均有可能发生，急性腹泻发生在用药的

24h之内,一般选择抗胆碱能药物阿托品来治疗。而迟发性腹泻在用药的24h之后,首选药物为洛哌丁胺,通常开始口服4mg,然后每隔2h服用2mg,直到症状缓解。睡眠期间可以每4h口服4mg。一日最大剂量不能超过16mg。也可以使用奥曲肽,开始皮下注射100mg,每8h一次,随后根据治疗反应调整剂量(表2-17)。

4)便秘:处理措施见第50页。

放射治疗

目前放射治疗已经成为抗肿瘤治疗的重要组成部分,约有60%~80%的恶性肿瘤患者需要接受放疗。然而,放射线破坏或消灭肿瘤细胞的同时也会损伤周围的正常组织。而不同的照射野会引起不同的副作用,其中以消化道黏膜的损伤与患者的营养状况关系最为密切,会引起一系列的营养相关并发症(表2-21)。

表2-21 不同放疗部位导致的损伤

放疗部位	损伤	放疗部位	损伤	放疗部位	损伤
口咽	溃疡、黏膜炎	肺	急、慢性肺炎	中耳	浆液性中耳炎
涎腺	干燥	心脏	心包炎、心肌炎	前庭	梅尼埃病
食管	溃疡、黏膜炎	肾脏	急慢性肾硬化	甲状腺	功能减退
胃	穿孔、溃疡、出血	肝脏	急慢性肝炎	肾上腺	功能减退
小肠	穿孔、溃疡、出血	乳腺	萎缩、坏死	垂体	功能减退

(续表 2-21)

放疗部位	损伤	放疗部位	损伤	放疗部位	损伤
结直肠	溃疡、狭窄	皮肤	急慢性皮炎	骨髓	发育不全、再障*
膀胱	出血、挛缩	卵巢	绝育	软骨	坏死
阴道	溃疡、瘘	睾丸	绝育	骨	骨折
子宫	坏死、穿孔	眼	全眼炎、出血	肌肉	萎缩、纤维化
脑、脊髓	梗死、坏死	角膜	角膜炎	淋巴结	萎缩、硬化
周围神经	神经炎	晶体	白内障	大血管	硬化

注：*再障＝再生障碍性贫血

另外，同步放、化疗的应用将进一步增加抗肿瘤治疗的毒副作用，使肿瘤患者本身不佳的营养状况更加恶化，导致频繁的治疗中断，降低治疗效果。

因此，及早采取积极的防治措施减轻放射线对肿瘤患者正常组织的损伤，尽量避免不良反应的发生，将有利于改善其营养状况和生存质量。

1. 放疗对胃肠道的毒副作用

细胞增殖越快，组织供养越丰富，对放疗的敏感性越强。胃肠道上皮代谢非常活跃，具有旺盛的增殖分化能力，对放射线极为敏感。电离辐射抑制上皮细胞的增殖和修复，促进细胞变性坏死，破坏黏膜上皮结构的完整性，进一步导致黏膜通透性增强、肠道菌群失调及局部免疫功能受损，继发肠道细菌移位，严重时导致败血症和多器官功能衰竭。

腹腔和盆腔放疗往往会使患者在治疗过程的第 2 或第 3 周出现食欲下降、腹痛、腹泻、里急后重感、大便失禁、营养吸收障碍等不良反应,而其中 5%~10% 的患者会出现更严重的并发症,例如出血、穿孔、肠梗阻、肠瘘等,不仅降低患者的生活质量,且有致死的风险。

放射性肠炎是腹腔和盆腔放疗后常见的严重并发症之一,可分为急性和慢性两种。急性放射性肠炎多发生于治疗后数周,一般症状持续时间短且可以自愈,如症状持续3个月以上,则发展为慢性放射性肠炎。

(1) 急性放射性肠炎

多为黏膜层改变,表现为一过性的黏膜糜烂、浅表溃疡形成,并继发缺血性损伤和感染,较少出现穿孔和瘘管等。患者一般表现为恶心呕吐、间歇性腹痛、里急后重感、黏液血便或水样便等。治疗上以保护黏膜、调节肠道菌群及抗炎抗感染等对症治疗为主,建议进食低脂、低渣、无乳糖的食物。多在放疗结束 2~3 周后症状自行缓解。

(2) 慢性放射性肠炎

主要表现为肠壁小血管的闭塞性动脉内膜炎,黏膜下纤维化和淋巴管扩张,肠管变厚脆弱,极易形成肠瘘。患者表现为恶心呕吐、体重下降、阵发性腹痛、里急后重感、顽固性便血、肠梗阻、肠穿孔、肠瘘等。目前临床上对慢性放射性肠炎仍没有有效的治疗方法,基本与急性放射性肠炎的处理方法相同,当患者症状严重时,需要手术切除坏死肠管,行肠道短路或肠造口术。症状一般会持续半年至数年。

2. 放疗患者的营养支持

营养不良在恶性肿瘤患者中极为常见,而放疗等抗肿瘤治疗的副作用会加重这一过程,使患者发生更严重的营养障碍,继而导致伤口愈合不良、感染率增加、肠功能恢复延迟及住院时间延长等。

营养支持可以诱导正常的消化道黏膜表面形成保护层,

减轻放射线对健康组织的损伤，而且有效的营养支持还能增强肿瘤对放疗的敏感性，促进肿瘤细胞的凋亡和坏死。

首先应对患者的营养状况进行充分地筛查和评估（具体见相关章节）。对已有明显营养不良的恶性肿瘤患者，应在放疗的同时给予营养支持；而如果放疗的不良反应严重影响了患者的进食，且预计超过1周，而又不能终止放疗或终止后长时间无法恢复正常饮食时，也应及时给予营养支持。

第三部分

营养支持途径

营养支持的实施途径包括肠内营养（enteral nutrition，EN）和肠外营养（parenteral nutrition，PN）。

EN指经胃肠道用口服或管饲来提供代谢需要的营养素的营养支持方式。

PN是经静脉途径供应患者所需要的营养要素，包括热量（碳水化合物、脂肪乳剂），必需和非必需氨基酸，维生素，电解质及微量元素，分为完全肠外营养（total parenteral nutrition，TPN）和补充性肠外营养（Supplemental Parenteral nutrition，SPN）。

- 肠内、肠外营养有各自的适应证及禁忌证，临床应用中不应将两者对立，应结合患者的具体情况选择合适的营养支持方式，必要时将二者联合应用。
- 应遵循"只要肠道功能允许，应首先使用肠道途径"的原则。视患者消化和吸收的功能循序渐进，首先选择口服；口服不足时，考虑管饲补充肠内营养。
- 在患者无法耐受肠内营养，如消化道高位梗阻、高位及高排量肠瘘、消化道严重出血、广泛肠黏膜炎症、严重肠功能障碍等时，才考虑肠外营养支持。
- 对手术患者，预期术后需要长期营养支持者，尽可能术中行空肠造瘘置入营养管。
- 需长期营养支持但不能行开腹手术的肿瘤患者，可借助经皮内镜辅助胃或空肠造瘘术，以利于实施肠内营养。

第一章
肠内营养

肠内营养被认为是最理想的营养供给途径，其实施主要取决于胃肠道是否具有吸收各种营养素的功能。当患者因各种原因口服摄入不足，但胃肠道有消化吸收功能又可耐受时，应首先考虑采用肠内营养。

肠内营养的优势：

- 营养物质经门静脉系统吸收输送至肝脏，有利于内脏（尤其是肝脏）的蛋白质合成及代谢调节。
- 肠内营养可以改善和维持肠道黏膜细胞结构与功能的完整性，有防止肠道细菌移位的作用。
- 在同样热卡与氮量的条件下，应用肠内营养的患者的体重增长、氮潴留均优于全肠外营养，而且人体组成的改善也较明显。
- 肠内营养较价廉，对技术和设备的要求较低，使用简单，易于临床管理。

适应证

1. 意识障碍、昏迷或某些神经系统疾病患者

如神经系统外伤、肿瘤所致昏迷，老年痴呆、精神失常不能经口进食，神经性厌食等。

2. 吞咽困难或失去咀嚼功能患者

如口咽部外伤或手术后、重症肌无力等。

3. 上消化道梗阻或术后患者

如食管炎症、损伤、肿瘤等,贲门失弛缓症、胃瘫等。

4. 部分消化道瘘患者

部分提供的营养素不至于从瘘口流出的患者。

5. 高代谢状态患者

如严重创伤、大面积烧伤、严重感染所致的机体高代谢、负氮平衡患者。

6. 炎性肠道疾病患者

如溃疡性结肠炎、克罗恩病等。

7. 短肠综合征患者

部分接受小肠切除术的患者,可兼用肠外及肠内营养支持。

8. 胰腺疾病患者

如急性胰腺炎病情稳定、肠功能恢复后,可给予适当空肠喂养。

9. 术前或术后营养补充

如需接受择期手术的营养不良患者。

10. 慢性营养不良患者

如因慢性消耗性疾病、恶性肿瘤化疗导致营养不良的患者。

11. 器官功能不全患者

如肝、肾、肺等功能不全患者。

禁忌证

- 肠梗阻。
- 肠麻痹。
- 重症急性胰腺炎。
- 顽固性腹泻或呕吐。
- 腹膜炎。

- 坏死性肠炎。
- 严重的吸收不良。

肠内营养制剂的分类

肠内营养制剂一般根据组成成分，分为以下几种类型：

1. 非要素制剂

是以整蛋白或蛋白质水解物为氮源，渗透压接近等渗（300～450mmol/L），口感好，适合口服，也可管饲的肠内营养制剂。具有使用方便、耐受性强等优点，适用于胃肠道功能较好的患者。主要包括：

（1）混合奶

将乳、蛋、糖、油、盐等按照一定比例制成的营养制剂，包括普通混合奶和高能量高蛋白混合奶，是一种平衡的高营养饮食。但这种营养制剂偏重动物蛋白，缺乏植物蛋白，偏重单糖、双糖，缺乏多糖，矿物质、维生素和微量元素也不全面，患者在应用时容易出现腹胀、腹泻等不良反应。

（2）匀浆制剂

使用天然食物配制，通过鼻饲输注。将天然食物去除骨、刺后，用高速匀浆设备研磨成糊状后搅拌而成。这种营养制剂的成分与正常饮食相似，对胃肠道无刺激，因含有较高的膳食纤维，还可以预防便秘。适用于胃肠功能正常但不能经口进食的患者。但其中的维生素及矿物质含量不明确，且固体成分容易沉降，进而堵塞鼻饲管，另外在应用时还要注意卫生和保存条件。

（3）以整蛋白或蛋白水解物为氮源的制剂

以乳制品、乳蛋白或大豆分离蛋白为氮源的营养制剂，包括含乳糖类和不含乳糖类，后者可以应用于对乳糖不耐受的患者。

2. 要素制剂

是一种营养全面、不需要消化或稍加消化即可吸收的少渣营养制剂。一般以氨基酸或游离氨基酸和短肽为氮源,以葡萄糖、蔗糖或糊精为能源,又称为化学组成明确的制剂。

其特点为营养全面,含有人体所需的各种营养素,营养价值高;容易吸收;成分明确;不含残渣或残渣极少;不含乳糖;胃肠道耐受性好;应用途径广泛,既可口服又可管饲,还可以制成用于特殊治疗的要素制剂,例如针对肝、肾功能衰竭和创伤患者的要素制剂。

3. 组件制剂

也称为不完全营养制剂,是以某种或某类营养素为主的肠内营养制剂。可以对完全制剂进行补充或强化,也可根据需要组合成组件配方。组件制剂包括蛋白质组件、脂肪组件、糖类组件、维生素组件和矿物质组件等。

肠内营养制剂的选择

根据患者的病情及实际需要选择最适宜的肠内营养制剂,可以通过以下方式进行最佳选择。

1)患者的胃肠道功能是否正常?

是:选用整蛋白配方。

否:选用半要素或要素配方。

2)患者是否需要限制液体摄入量和(或)需要高能量密度的配方?

是:选用高能量密度的产品并考虑是否需要特殊配方。

否:选用标准配方。

3)患者是否有便秘?

是:选用含不溶纤维的配方。

否:选用标准配方或含有可溶性纤维的配方。

4）患者是否有某些特殊的饮食限制或有其他营养需求？

是：可用专病配方或小儿配方。

否：选用标准配方。

肠内营养的途径及方式

肠内营养的输注途径多种多样，具体的选择应依据患者的疾病状况、喂养时间、精神状态及胃肠道功能等。

1. **喂养途径**（图3-1）

（1）经鼻胃管

1）适应证：胃肠道完整且功能正常，代谢需要增加，短期应用者；口咽、食管疾病不能进食者；精神障碍或昏迷者（短期应用）；早产、低体重儿。

2）禁忌证：严重反复呕吐，胃反流，胃排空障碍，食管炎，食管狭窄。

3）并发症：鼻、咽及食管损伤，反流，吸入性肺炎。

（2）鼻、十二指肠或空肠管

1）适应证：有高度误吸危险的患者（昏迷、老年人、婴幼儿等），胃动力障碍，急性胰腺炎。

2）禁忌证：远端肠道梗阻，小肠吸收不良，小肠运动障碍。

3）并发症：导管移位，倾倒综合征，肠道穿孔，腹泻，腹胀等。

（3）胃造口

1）适应证：需要长期肠内营养者，食管狭窄、闭锁、肿瘤等患者，意识障碍或昏迷患者。

2）禁忌证：原发胃部疾病，胃排空障碍，呕吐，严重胃反流。

3）并发症：反流，吸入性肺炎，造口出血、感染等，导管堵塞、脱落等,倾倒综合征。

(4) 空肠造口

1) 适应证:需要长期肠内营养者,胃肠道瘘,食管、胃运动障碍,重症胰腺炎,重大复杂手术后的营养支持。

2) 禁忌证:肠梗阻,广泛肠粘连,消化道出血,大量腹水,放射性肠炎,重度肠道炎性疾病。

3) 并发症:造口处感染、出血,导管堵塞、脱落,肠梗阻,腹胀,腹泻等。

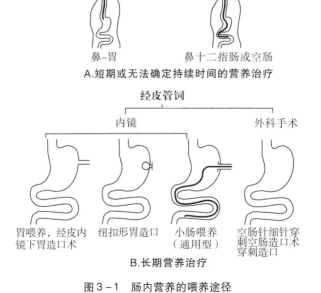

图3-1 肠内营养的喂养途径

2. 喂养方式

(1) 一次性给予

将配好的肠内营养液通过喂养管缓慢注入胃内,也可经口饮用,每次200mL,每日6~8次。优点为操作方便,可以类似于正常饮食的间隔。缺点为耐受性差,常有患者感到腹胀、腹痛、恶性、呕吐等,但几天后多可以逐步耐受。此方法不适用于肠造口患者,因易导致肠管扩张。

(2) 间歇滴注

将配好的肠内营养液置入管饲容器,输注管与喂养管相连,利用重力作用缓慢滴注,每次250~500mL,速率30mL/min,每次可持续30~60min,每日4~6次。此方法常用,且耐受性较好。优点为较连续输注有更多的活动时间,并可类似正常饮食间隔。

(3) 连续输注

利用重力作用或输液泵连续12~24h输注。适用于危重患者及空肠造口患者。输注的体积、速率、浓度应从低水平开始,逐渐过渡至患者可以耐受的程度。一般从40~60mL/h开始,能常7~10d后才可达到肠内营养的需求量。

肠内营养的并发症及处理

1. **胃肠道并发症**(表3-1)

表3-1 肠内营养的胃肠道并发症

并发症	可能原因	处理措施
恶心呕吐	输注过快	降低输注速度 以间歇输注为主 从低速逐渐增加输注速度

(续表 3-1)

并发症	可能原因	处理措施
	胃排空障碍	监测胃残留量 促胃动力药 考虑幽门后置管
腹泻	营养液渗透压过高	降低营养液浓度
	输注过快	同上
	乳糖不耐受	改用无乳糖营养配方
	脂肪吸收不良	调整脂肪含量
	膳食纤维过少或过多	调整营养配方
	细菌感染	新鲜配制营养液 低温保存（不超过24h） 及时更换喂养用具
腹胀及肠痉挛	营养液温度过低	适当加温
	营养液渗透压过高	降低营养液浓度
	输注过快	同上
	胃排空障碍	同上
便秘	液体不足	增加液体量
	膳食纤维过少	添加膳食纤维
	活动较少	鼓励早期活动
	肠梗阻	胃肠减压及外科干预
	结肠功能障碍	查明、解决病因

2. 机械性并发症（表3-2）

表3-2 肠内营养机械性并发症

并发症	可能原因	处理措施
误吸及反流	胃排空障碍	喂养时抬高床头30°~45°，结束后保持此姿势30~60min 考虑幽门后置管 其余同表3-1中的胃排空障碍处理措施
	喂养管移位、脱落	检查导管位置 重新置管
鼻咽刺激、不适 鼻咽及食管损伤	喂养管径粗质硬	改用细软喂养管 考虑胃造瘘
管腔阻塞	营养液残留	每隔3~4h冲洗导管 注意营养液剂型和浓度 每次喂养后冲洗导管
造口并发症	造口出血、感染，伤口不愈，造口疝	注意加强造口处消毒、护理 严重时再次手术处理

3. 其 他

代谢性并发症、再喂养综合征等并发症见第4章。

肠内营养耐受性的评估

当进行肠内营养时，需对患者的耐受性进行评估并调整供给方式，避免反流、误吸、肺炎等并发症的发生。腹部压痛或腹胀、腹泻是肠道内营养耐受性不良的警告性指标。当患者出现反流或便秘时，需停止肠内营养的供给。

胃残余量（gastric residual volume，GRV）是早期胃内

营养支持耐受性评估常用的指标。检测方法：抬高床头30°~45°，口服或经患者鼻胃管缓慢滴入最大量 200mL 的营养液，待 20min 后通过胃肠减压将胃内容物引出并测量。

评估步骤：

1. GRV（残胃容积）<200mL 同时伴肠道内不耐受时

- 营养供给目标若已完成：保持肠内供给速率；
- 营养供给目标若未完成：增加肠内供给速率 10~20mL/h；
- 在任何一种情况下，都隔 4~8h 再次评估 GRV。

2. 若 GRV≥200mL 或出现肠道内营养耐受性不良的警告性指标时：

(1) 首次 GRV≥200mL 或出现肠道内营养耐受性不良的警告性指标时

- 清空胃内残余内容物，或最多引出 GRV 至 400mL；
- 适当给予恢复胃肠动力药物；
- 继续以原速率管饲；
- 4~8h 后重复测量 GRV。

(2) 第二次出现 GRV≥200mL 或出现肠道内营养耐受性不良的警告性指标时

- 清空胃内残余内容物；
- 以 25mL/h 的梯度降低管饲的速率，直至 25mL/h；
- 相应地增加肠外营养的速率；
- 适当给予恢复胃肠动力药物；
- 4~8h 后重复测量 GRV。

(3) 第三次出现 GRV≥200mL 或出现肠道内营养耐受性不良的警告性指标时

- 不得继续增加胃内营养；
- 选择空肠营养。

若已处于空肠营养状态：

- 确认患者对空肠营养的耐受状况;
- 若患者对空肠营养耐受状况不佳,需停止肠内营养,选择肠外营养途径。

如果由于胃肠道耐受性的限制,不能通过肠内营养满足目标所需,务必早期给予肠外营养支持,同时,每 4~8h 检查代谢耐受性,并根据评估结果调整肠外营养供应(具体方法见肠外营养部分)。

第二章
肠外营养

肠外营养的目的是使患者在不能进食的情况下仍然可以维持良好的营养状况,使体重增加,伤口愈合,儿童可以继续生长发育。TPN 应提供足量、足类的营养成分并且其配比尽可能和普通食物相同。

当肠内营养难以实施或无法满足患者的需要时,再考虑使用肠外营养,并尽量缩短肠外营养时间,一旦肠功能恢复应立即给予肠内营养。

肠外营养的优势:
- 减轻护理工作,简化操作。
- 各种营养成分同时均匀输入,有利于机体代谢、利用,避免过度营养。
- 一次性无菌条件下配制,减少营养液的污染机会。

适应证

肠外营养支持的基本适应证是胃肠道功能障碍或衰竭的患者,也包括需家庭肠外营养支持者。

1. **肠外营养疗效显著的强适应证**

1)胃肠道梗阻。

2)胃肠道吸收功能障碍:①短肠综合征:广泛小肠切除 >70%~80%。②小肠疾病:免疫系统疾病、肠缺血、多发性肠瘘。③放射性肠炎。④严重腹泻、顽固性呕吐 >7d。

3）重症胰腺炎：先输液抢救休克或多器官功能障碍综合征（MODS），待生命体征平稳后，若肠麻痹未消除，无法完全耐受肠内营养，则属肠外营养适应证。

4）高分解代谢状态：大面积烧伤，严重复合伤，感染等。

5）严重营养不良：蛋白质-热量缺乏型营养不良常伴胃肠功能障碍，无法耐受肠内营养。

2. 肠外营养支持有效的适应证

1）大手术、创伤的围术期：营养支持对营养状态良好者无显著作用，相反可能使感染并发症增加，但对于严重营养不良患者可减少术后并发症。严重营养不良者需在术前进行营养支持7~10d；预计大手术后5~7d胃肠功能不能恢复者，应于术后48h内开始肠外营养支持，直至患者恢复充足的肠内营养或进食量。

2）肠外瘘：在控制感染、充分和恰当地引流下，营养支持已能使一半以上的肠外瘘自愈，而确定性手术成为了最后一种治疗手段。肠外营养支持可减少胃肠液分泌及瘘的流量，有利于控制感染，改善营养状况、提高治愈率、降低手术并发症和死亡率。

3）炎性肠道疾病：克罗恩病、溃疡性结肠炎、肠结核等患者处于病变活动期，或并发腹腔脓肿、肠瘘、肠道梗阻及出血等，肠外营养是重要的治疗手段。可缓解症状，改善营养状况，使肠道休息，利于肠黏膜修复。

4）严重营养不良的肿瘤患者：对于体重丢失≥10%（平时体重）的患者，应于术前7~10d进行肠外或肠内营养支持，直至术后改用肠内营养或恢复进食为止。

5）重要脏器功能不全患者：

①肝功能不全：肝硬化患者因进食量不足致营养负平衡，肝硬化或肝肿瘤围术期、肝性脑病、肝移植后1~2

周,不能进食或接受肠内营养者应给予肠外营养支持。

②肾功能不全:急性分解代谢性疾病(感染、创伤或多器官功能衰竭)合并急性肾衰竭、慢性肾衰透析患者合并营养不良,因不能进食或接受肠内营养而需肠外营养支持。慢性肾衰竭透析期间可由静脉回输血时输注肠外营养混合液。

③心、肺功能不全:常合并蛋白质-能量混合型营养不良。肠内营养能改善慢性阻塞性肺疾病(chronic obstructive pulmonary disease,COPD)的临床症状和胃肠功能,可能有利于心衰患者(尚缺乏证据)。COPD 患者理想的葡萄糖与脂肪比例尚未定论,但应提高脂肪比例、控制葡萄糖总量及输注速率,提供蛋白质或氨基酸[至少 $1g/(kg \cdot d)$]。对于危重肺病患者应用足量谷氨酰胺,有利于保护肺泡内皮及肠道相关淋巴组织、减少肺部并发症。

④炎性粘连性肠梗阻:围术期肠外营养支持 4~6 周,有利于肠道功能恢复,缓解梗阻。

禁忌证

1)胃肠功能正常、适应肠内营养或 5d 内可恢复胃肠功能者。
2)不可治愈、无存活希望、临终或不可逆昏迷患者。
3)需急诊手术、术前不可能实施营养支持者。
4)心血管功能或严重代谢紊乱需要控制者。

肠外营养途径

根据患者的病情及输入肠外营养液的内容,输注途径主要有外周静脉和中心静脉两种。

1. **外周静脉营养**(peripheral vein parenteral nutrition,PPN)指通过外周静脉补充营养液的临时方式。外周静脉对高渗溶液较敏感,限制了营养液的能量密度。当渗透压 > 900mOsm/L(以高渗葡萄糖为主要热源)时,通常需要中心静脉输注营养液。因无法满足患者热量和蛋白质的需求,PPN 通常不宜超过 2 周。

以下情况不宜选择 PPN 进行肠外营养输注:①患者需要大量热量及营养支持时。②液体限制。③需要长期静脉营养支持。

"静脉保护":在 PPN 袋中添加氢化可的松 15mg,肝素 1 500U,可能会延长外周静脉营养时间 6~15d。

2. **中心静脉营养**(central vein parenteral nutrition,CPN)

指通过中心静脉通路给予营养支持的方式。与 PPN 相比,CPN 允许更大浓度的营养液输注,可以满足患者大量热量和营养的需求。CPN 有以下几种方式,可以根据患者不同的需求进行选择(表 3-3):

表 3-3 CPN 的方式

方式	适应证	禁忌证
CVC	严重创伤、休克及急性循环衰竭等重症患者的抢救, 重大手术前为保证术中输液、输血的量和速度, 通过 CVC 监测中心静脉压, 需长期输液但周围静脉已无法使用, 输注对外周血管有明显刺激的药物, 放置起搏导管等	1. 绝对禁忌证:穿刺部位感染,置管静脉有血栓等 2. 相对禁忌证:凝血机制障碍,严重感染者,神志不清无法配合者,体质较差无法耐受插管操作,对导管材料过敏,插管部位接受过放疗或局部组织因素影响稳定性等

(续表 3-3)

方式	适应证	禁忌证
PICC	有缺乏外周静脉通道趋势的患者，锁骨下或颈内静脉插管禁忌，输注对外周血管有明显刺激的药物，输注高渗或黏稠性液体，需反复输血或血制品，或反复采血，需输液泵或压力输液，需长期静脉输液	1. 穿刺部位及插管途径内有感染 2. 插管途径有外伤史、手术史、放疗史、血栓史，乳腺癌根治术和腋下淋巴结清扫的术后上肢、肢体肿胀者 3. 无合适的外周静脉置入途径 4. 严重的出血性疾病或凝血障碍者 5. 患者依从性差 6. 对导管材质过敏
植入式静脉输液管	适用于需长期静脉输液治疗的患者，可用于输注药物、液体、肠外营养液、血液制品或采血	1. 置管途径有感染、菌血症或脓毒血症 2. 患者体型太小不宜容纳植入设备 3. 对导管材料过敏 4. 有严重的慢性阻塞性肺疾病 5. 置管部位有放疗史 6. 置管部位有血栓形成倾向或血管外科手术史 7. 局部组织因素影响输液管的稳定性

(1) 中心静脉导管 (central venous catheter, CVC)

一般指通过颈内静脉、锁骨下静脉、颈内静脉与锁骨下静脉汇合处或股静脉等处进行穿刺,将导管送入与右心房接近的大静脉的胸内部分,以颈内静脉与锁骨下静脉最常用。

1) CVC 适应证

①严重创伤、休克及急性循环衰竭等重症患者的抢救。

②重大手术前为保证术中输液、输血的量和速度。

③通过 CVC 监测中心静脉压。

④需长期输液但周围静脉已无法使用。

⑤输注对外周血管有明显刺激的药物。

⑥放置起搏导管等。

2) CVC 禁忌证

①绝对禁忌证:穿刺部位感染;置管静脉有血栓等。

②相对禁忌证:凝血障碍;严重感染;神志不清无法配合;体质较差无法耐受插管操作;对导管材料过敏;插管部位接受过放疗或局部组织因素影响稳定性等。

(2) 经外周静脉置入中心静脉导管 (peripherally inserted central catheter, PICC)

指经上肢贵要静脉、肘正中静脉、头静脉、肱静脉、颈外静脉(新生儿还可通过下肢大隐静脉、头部颞静脉、耳后静脉)等穿刺置管,导管尖端位于上腔静脉或下腔静脉。

PICC 的总长度通常为 50~65cm,导管柔软而有弹性,在 X 线下可放射显影,导管尖端定位准确,适用于中长期静脉治疗,可用于输注任何性质的药物;能满足肿瘤患者常规化疗的多个疗程及静脉高营养治疗的需要;留置时间可长达1年,减少了频繁静脉穿刺给患者带来的痛苦;杜绝和避免了化疗药物及刺激性药物外渗对局部组织的刺激及损伤,降低了医疗风险。

1)PICC适应证

①需要中长期静脉治疗(输液时间≥6d)的患者。

②需要反复输血或血制品,或反复采血的患者。

③可能缺乏外周静脉通道的患者。

④需输注刺激性较强或浓度较大的药物,如化疗药物及静脉高营养液等的患者。

2)PICC禁忌证

①插管路径有确诊或疑似的导管相关性感染、菌血症及败血症。

②确诊或疑似对导管材质过敏的患者。

③在预定插管部位有放射治疗、静脉血栓形成史,外伤史或血管外科手术史,行乳腺癌根治术和腋窝淋巴结清扫的术后患侧上肢,动静脉瘘,肢体肿胀者。

④穿刺侧有锁骨下淋巴结肿大、有肿块侧或安装起搏器侧。

⑤患有上腔静脉压迫综合征的患者。

⑥有严重的出血性疾病、严重凝血障碍者(血小板<20×10^9/L,白细胞<1.5×10^9/L)。

3)PICC常见穿刺方法

①传统PICC穿刺技术(盲穿)。

②微插管技术:改良赛定格(MST)引导下PICC置管技术。

③超声引导下改良赛定格(MST)PICC置管技术。

4) PICC 维护

①置管完毕后通过 X 线检查确定导管的合适位置。

②每天查看穿刺点有无红肿、渗出，置管手臂有无肿胀不适，导管刻度是否正常等，一旦有异常应及时通知医务人员进行处理。

③置管第 2 天即换药，纱布敷料 48h 更换一次，每 7d 冲洗一次导管，并更换输液接头及透明敷贴。

④对患者进行健康教育，告知患者置管的注意事项，包括穿刺点的自我观察、置管手臂的保护、管道的保护方法及紧急情况的处理方法等。

⑤PICC 维护程序

a. 物品准备：标配治疗车、PICC 维护包、输液接头、注射器、0.9% 生理盐水、肝素盐水（10U/mL）、软尺、胶布、弯盘等。

b. 核对患者的身份，向患者解释操作目的以取得其配合。查看患者的 PICC 长期护理手册，询问过敏史。了解其病情及治疗情况，以及心理状态与合作程度。

c. 患者取舒适卧位，外展手臂，协助患者使换药部位充分外露，评估穿刺点及导管情况（置管长度、观察穿刺点有无红、肿、渗血及渗液；记录导管刻度、观察导管有无移动、脱出或进入体内，导管内有无回血；观察有无肿胀、压痛，并听取患者的主诉，查看贴膜的更换时间、置管时间，及有无潮湿、脱落、污染），见图 3-2。

d. 测量臂围，去除敷料。一手先去除透明敷贴外胶布，松动透明敷贴边缘，以 0 角度平行牵拉透明敷贴，逆导管方向去除原有敷贴及附加固定装置；一手固定导管，勿将导管带出体外，再次观察穿刺点有无红肿、渗出及导管外露长度。

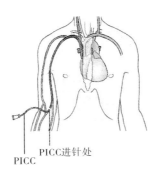

图3-2 经外周静脉置入中心静脉导管（PICC）

e. 术者洗手，打开 PICC 维护包，用无菌操作方式投入注射器、输液接头，戴好无菌手套，合理摆放用物，抽吸生理盐水 20mL 和肝素盐水 3mL 备用。铺无菌治疗巾，建立无菌区，2% 葡萄糖酸氯己定棉棒消毒 3 次；或先用 75% 酒精棉棒避开穿刺点 1cm 消毒皮肤 3 次，去除皮脂、皮屑，再用 0.5% 含碘棉棒以穿刺点为中心消毒 3 次。

f. 更换输液接头：用生理盐水预冲新的输液接头，用无菌纱布包裹旧接头并取掉；用酒精棉片用力旋转摩擦消毒导管接口外壁 15s 以上，接上新的输液接头。

g. 冲、封导管（如果使用多腔 PICC，应同步冲洗所有管腔）：抽回血，评估导管功能，用生理盐水脉冲式冲管、正压封管（末端开口式导管需用肝素盐水正压封管）。

h. 固定导管：合理摆放导管位置，将第 1 条免缝胶布妥善固定在连接器上，打开透明敷贴，穿刺点对准透明敷贴中央，以导管为中心向四周无张力粘贴透明敷贴。

i. 第2条免缝胶布在连接器下端（非三向瓣膜式PICC固定在圆盘下端）向上呈蝶形交叉固定在透明敷贴上（如果使用多腔PICC或无思乐扣，多腔道应分别用无菌胶带交叉固定）。第3条免缝胶布横向加强固定在透明敷贴边缘。用无菌纱布包裹输液接头，并用医用胶布妥善固定。

j. 脱手套、洗手，在敷贴上标识导管维护时间及操作者姓名、导管置入时间，在PICC长期护理手册上记录导管维护时间及导管相关情况，整理用物，洗手。

（3）静脉输液港（subcutaneous port，简称PORT）

静脉输液港又称植入式中央静脉导管系统，是一种可以完全植入皮下长期留置在体内的闭合静脉输液装置，主要由供穿刺的注射座和静脉导管系统组成。导管末端位于上腔静脉，可直接放射显影，可用于输注各种药物、补液、营养支持治疗、输血、血样采集等。

植入过程利用小手术将输液港导管经皮下穿刺，通过颈内静脉或锁骨下静脉置于上腔静脉中，部分导管埋藏于皮下组织中，而另一端的注射座留置在胸壁皮下组织中。植入输液港后，通过插入无损伤针连接注射座，进行静脉治疗（图3-3、3-4）。

1）静脉输液港植入适应证

①需要长期或者反复静脉输注药物的患者。

②需要进行抽血、采血，输注高渗性、有刺激性药物的患者，如化疗、静脉高营养（TPN）等药物。

2）静脉输液港植入禁忌证

①确诊或疑有导管相关性感染、菌血症及败血症的患者。

②体型与输液港尺寸不匹配的患者。

③对输液港材质过敏者。

④患有上腔静脉压迫综合征的患者。

⑤有严重的出血性疾病、严重凝血障碍者(血小板<20×10^9/L,白细胞<1.5×10^9/L)。

3)输液港护理要点

①术前常规清洁患者左侧及右侧前胸皮肤,换病员服。

②术后按照局部麻醉手术的常规进行护理,监测患者的生命体征,注意有无呼吸困难、气胸、血胸、出血、心律失常等并发症。

③观察港体局部皮肤有无肿胀、出血、血肿、疼痛,保持伤口敷料清洁干燥,如有异常立即报告主管医生。

④定时查看伤口愈合情况,常规7d拆线。

⑤按要求进行输液港维护:常规术后第一个24h内伤口换药一次,之后同PICC换膜,透明贴膜至少7d更换一次;若无损伤使用蝶形针固定纱布时,应48h更换一次,透明贴膜潮湿、卷边等应及时更换;无损伤蝶形针应1周更换一次;治疗间歇期,应至少每28d进行输液港维护一次。

⑥输液港的使用方法:常规输液时应在输液港港体接无损伤蝶形针,确认回血通畅后方可进行输液操作,在接入无损伤蝶形针前应仔细评估输液港港体周围皮肤有无压痛、肿胀、血肿、感染、浆液脓肿等异常情况;给药、采血、输血及冲(封)管等使用原则同PICC,操作过程应严格执行无菌操作;封管液应选用浓度为100U/mL的肝素稀释液3~5mL,进行正压脉冲式封管。

⑦输液港拔针:在输液完毕或每7d更换或去除无损伤蝶形针时,一手先去除透明贴膜外胶布,以0度角平行牵

拉透明贴膜，松动透明贴膜边缘，逆延长管方向拆除原有贴膜，消毒穿刺皮肤后，用左手大拇指、食指、中指固定输液港注射座，右手持无损伤蝶型针针翼垂直拔出，纱布按压穿刺点 3～5min，再次观察穿刺点有无红肿、渗出。用安尔碘消毒穿刺部位皮肤，覆盖无菌敷料。

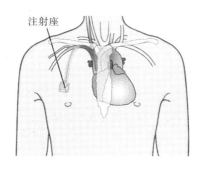

图 3-3　植入式静脉输液港（经锁骨下静脉）

注：注射座及导管为实线，胸骨为虚线

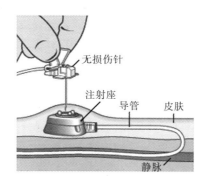

图 3-4　植入式静脉输液港使用示意图

肠外营养的并发症及处理

1. 导管相关并发症(表3-4)

表3-4 肠外营养导管相关并发症

并发症	可能原因	处理措施
机械性并发症(气、血胸,动脉损伤,导管栓塞等)	放置导管过程中的意外等	拔出导管 治疗并发症 选择其他静脉或方式置管
感染性并发症	未严格无菌操作 导管护理不当 营养液细菌污染 导管放置时间过长 患者有原发感染病灶	拔出导管 血及导管头培养 药敏试验 抗生素治疗 改为外周静脉营养

2. 消化系统并发症(表3-5)

表3-5 肠外营养消化系统并发症

并发症	可能原因	处理措施
肝功能不全	肠内刺激不足导致胆汁淤积 对氨基酸耐受不良	尽早启动肠内营养
胃肠道黏膜萎缩	长期禁食 营养液缺乏谷氨酰胺	尽早启动肠内营养 添加足量谷氨酰胺

3. 其他

代谢性并发症、再喂养综合征等并发症见第4章。

肠外营养代谢耐受性的评估

当进行肠外营养持续输注时,应定时对患者的代谢耐受性进行评估,特别是重症患者,应随时根据评估结果进行营养供给的调整。

1. 每 4~8h 监测指标

(1) 血 糖

- 控制血糖≤6.1mmol/L;
- 如患者伴随严重症状如 SIRS 或脓毒症时,血糖最高值≤8.3mmol/L。

2. 每天监测指标

(1) 血 脂

- 控制三酰甘油≤4.6mmol/L;

(2) 血尿素氮

- 增加量≤10.7mmol/ (L·d);
- 上限≤25mmol/L。

3. 主要注意事项

主要注意控制血糖,避免血糖过高,当持续出现血糖控制效果不佳时使用胰岛素:

- 营养治疗前,血糖>6.1mmol/L,给予胰岛素4U/h,当血糖恢复正常后再给予相应营养素。
- 营养治疗中,血糖>6.1mmol/L,胰岛素最多6U/h,当血糖>8.3mmol/L 时减少肠外营养供应,当血糖<4.6mmol/L 时,适当增加肠外营养供应(糖尿病患者需补充足够的日需要量)。
- 血三酰甘油及尿素氮过高:降低肠外营养的相应供给。

第三章
肠内营养联合肠外营养

对于有营养支持治疗适应证的患者,经肠内途径无法满足能量需求（<60%的热量需要）时,多数专家认为可以考虑联合应用肠外营养,充分利用两种营养支持途径的优势,并可减少相关并发症。

总之,肠内、外营养的选择是一个动态变化的过程,只有最终完全将患者的营养支持转入肠内才能真正符合人体生理状况的需要。对于营养支持方式的选择,可以参见如下步骤（图3-5）：

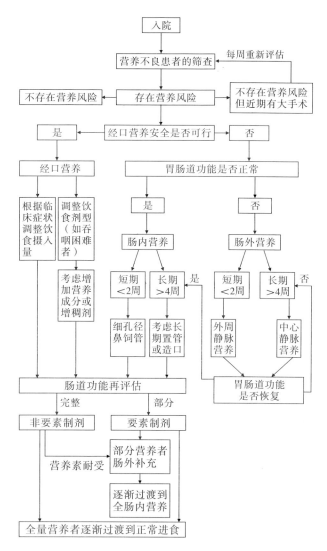

图3-5 住院患者营养支持方式的选择流程

第四部分

营养支持监测

营养支持的过程中,需要根据临床和实验室检查结果,对患者的营养需要和疗效进行持续观察、评估,以减少和避免营养支持相关并发症的发生,并提高营养支持的安全性和疗效。营养支持的监测内容包括:①营养状态的监测;②营养支持相关并发症的监测。

第一章
营养状态监测

营养状态的监测贯穿于营养支持治疗的始终,既用于筛查和评价患者是否需要营养支持,也是评价营养支持治疗效果的重要参考指标。监测内容包括一般监测和特殊监测。

一般监测

1) 病史、体重变化及营养摄入状况调查。
2) 临床症状及体征:包括恶病质、肌肉萎缩、毛发脱落、肝大、水肿或者腹水、皮肤改变、维生素缺乏体征、必需脂肪酸缺乏体征、常量和微量元素缺乏体征等。

3）测量身高、体重、肱三头肌或肩胛下角皮褶厚度、腹部皮下脂肪厚度、上臂肌围、握力等。

4）体液平衡（出入量）：详细记录液体出入量，内容包括输入液体量、管饲摄入量、饮食饮水量、24h 尿量、消化道丢失量（胃肠减压量、大便排出量、消化道瘘丢失量）、皮肤排汗量、引流管引流量，如带呼吸机，还应考虑呼吸道水分丢失量和呼吸机加湿补充水量，精确计算体液平衡。

5）实验室检查：血常规、凝血酶原时间、肝功能、血清蛋白、尿素氮、尿渗透压、电解质、动脉血气分析等。

● 营养支持开始时，血葡萄糖及电解质指标应每天检测数次，直至平稳。病情平稳状态下，可每周测定 2 次血常规、凝血酶原时间、肝功能、血清蛋白、尿素氮、尿液渗透压等。

● 应用脂肪乳剂的患者，应每周测定 1 次血三酰甘油及行脂肪廓清实验（详见第 128 页脂肪超载综合征）。

特殊监测

1. 肌酐 - 身高指数（CHI）

肌酐是全身肌肉的分解产物，正常时每天的排出量比较恒定。蛋白贮存量下降时，肌肉蛋白萎缩，肌酐生成量就会减少，导致 CHI 下降。

计算方法是：用 24h 尿中肌酐实际排出量除以身高相应标准体型的理想肌酐排出量，结果用百分数表示。诊断标准：> 90% 正常，80% ~ 90% 轻度营养缺乏，60% ~ 80% 中度营养缺乏，< 60% 为严重营养缺乏。

2. 蛋白分解率（尿素氮测定）

蛋白分解代谢率（PCR；g/L）=
9.35×尿尿素浓度（mg/mL）×［尿量（mL）/时间（min）］+11

3. 氮平衡监测

见第8页。

4. 机体组成测定

方法包括：利用身体电阻的方法测定身体中所含的水分；用稳定同位素法测定体内各种无机元素；用CT、MRI等测定体内脂肪、皮肤、骨骼、细胞外体液等各种组织成分等。根据测定结果综合判断患者的营养状况，但是该方法操作繁琐、耗时、耗力，也没有统一的评判标准，应用受限。

5. 能量代谢测定

能量代谢是营养支持或治疗过程中非常重要的监测指标，可根据该指标分析营养物质的需要量和比例，为合理的营养支持提供参考。在化学反应中，反应物的量与产物的量之间呈一定的比例关系，称为定比定律。脂肪、糖类、蛋白质三大营养物质在体内氧化时（表4-1），二氧化碳产生的量与氧气的消耗量的比值是固定的，其比值称为呼吸商（respiratory quotient，RQ）。脂肪RQ=0.71，蛋白质RQ=0.80，糖RQ=1.00。1g食物氧化时所释放出来的能量被称为实物的热价（caloric value；表4-2）。某种营养物质氧化时，消耗1L氧所产生的热量被称为食物的氧热价（thermal equivalent of oxygen）。

实际工作中，可用以下步骤计算出人体的能量代谢率：
①测得单位时间内的耗氧量和二氧化碳产生量。
②计算出混合食物的呼吸商。
③根据呼吸商表查出混合食物的氧热价。

④产热量=氧热价×耗氧量。
⑤单位时间内的产热量即为能量代谢率。
⑥换算成单位体表面积的能量代谢率可以消除个体差异。

表4-1 三种营养物质氧化时的相关数据

	热价(kJ/g)		耗氧量	CO_2产量	呼吸商	氧热价
	物理热价	生理热价	(L/g)	(L/g)		(kJ/g)
糖	17.2	17.2	0.83	0.83	1.00	20.9
脂肪	39.7	39.7	2.03	1.43	0.71	18.8
蛋白质	23.4	18.0	0.95	0.76	0.80	19.7

表4-2 非蛋白呼吸商与氧热价

非蛋白呼吸商	氧化百分比(%)		氧热价
	糖	脂肪	(kJ)
0.71	1.10	98.8	19.623 0
0.75	15.6	84.4	19.828 0
0.80	33.4	66.6	20.087 4
0.81	36.9	63.1	20.137 6
0.82	40.3	59.7	20.187 8
0.83	43.8	56.2	20.242 2
0.84	47.2	52.8	20.292 4
0.85	50.7	49.3	20.342 6
0.86	54.1	45.9	20.397 0
0.87	57.5	42.5	20.447 2
0.88	60.8	39.2	20.497 4
0.89	64.2	35.8	20.547 6

(续表 4-2)

非蛋白呼吸商	氧化百分比（%）		氧热价（kJ）
	糖	脂肪	
0.90	67.5	32.5	20.602 0
0.95	84.0	16.0	20.857 3
1.00	100.0	0.0	21.116 6

根据上述原理设计的间接能量测定仪称为代谢车。通过测定人体不同状态下单位时间内氧气的消耗量和二氧化碳的产生量，结合尿氮排出量，计算出三大营养物质在能量消耗中的构成，并得出三大营养素在人体的代谢情况和平衡状况，从而为临床营养支持提供准确、有效、合理的参考。

监测项目和频率

常用营养支持的监测指标及监测频率见表 4-3，长期肠外营养监测的指标及频率见表 4-4。

表 4-3 常用营养支持的监测指标及频率

监测指标	每天 > 4~6 次	每天 1 次	每周 1 次	每周 2 次	每月 1 次
血糖	急症	症状稳定	长期营养		
K^+、PO_4^{3-}	急症	症状稳定	长期营养		
血气分析		症状稳定	长期营养		
Na^+、Cl^-		急症	症状稳定		长期营养
Ca^{2+}、Mg^{2+}		急症	症状稳定		长期营养
三酰甘油		急症	症状稳定		长期营养
尿素、血肌酐		急症	症状稳定		长期营养

(续表 4-3)

监测指标	每天 > 4~6次	每天 1次	每周 1次	每周 2次	每月 1次
尿常规（尿糖、蛋白、酮体、尿素、肌酐、渗透压、Na^+、Cl^-、K^+）		急症		症状稳定	长期营养
血常规				急症	长期营养
凝血系列			急症		长期营养
肝功、NH_3、CHE			症状稳定	急症	长期营养
脂肪酶、淀粉酶			急症	急症	长期营养
总蛋白、ALB、转铁蛋白、前白蛋白			急症		症状稳定或长期营养
微量元素 Fe^{2+}、Zn^{2+}、Cu^{2+}、Se^{2+}					长期营养
维生素					长期营养

表 4-4 长期肠外营养的监测指标及频率

监测指标 (Mayo 方案) *	初始监测	第1周	第2周	第3周	第4周	第6周	第8周	第3月	第4月	第5月	第6月	每3月	每年
Na^+、Cl^-、K^+、尿素、肌酐	+	+	+	+	+	+	+	+	+	+	+	+	+

（续表 4-4）

监测指标 （Mayo方案）*	初始监测	第1周	第2周	第3周	第4周	第6周	第8周	第3月	第4月	第5月	第6月	每3月	每年
Ca^{2+}、PO_4^{3-}、血糖、碱磷酶、胆红素、总蛋白、白蛋白、转氨酶、尿酸、三酰甘油	+	+	+	+	+	+			+	+	+	+	+
Mg^{2+}	+	+	+	+	+					+	+	+	+
Mn^{2+}、Zn^{2+}、Cu^{2+}、Se^{2+}	+			+		+					+	+	+
铁蛋白	+												
碱磷酶异构酶、叶酸、VitB12、VitA、VitE、25-OH-VitD	+												+
凝血酶原时间	+					+					+	+	+
VitC，甲状旁腺素													+
血容量	+	+	+	+		+					+	+	+
24h 尿肌酐、Ca^{2+}、Mg^{2+}、Na^+													+

注：+指在该时间点执行监测

疗效评估的目的不仅在于改善患者的营养指标，而且要关注营养支持对于临床结局的影响。实际工作中应结合以上监测方法，持续评估营养支持的适应证、开始时机、支持途径、制剂和用量等方面是否符合患者病情的需要，并及时做出调整。

第二章
营养支持相关并发症

肿瘤患者的营养支持相关并发症大致可分为3种类型:

1) 与导管及支持途径相关的并发症: 损伤、感染、阻塞等, 相关内容参见第三部分。

2) 与原发疾病密切相关的并发症, 如各种肿瘤引起的恶病质、肠道梗阻、瘘管形成等, 相关内容参见第二部分。

3) 营养支持本身导致的相关代谢性并发症, 以下将重点阐述。

代谢性紊乱

营养支持相关的各种代谢性紊乱及处理措施见表4-5。

表4-5 营养支持相关的各种代谢性紊乱及处理

临床表现	可能原因	处理方法
高血糖 即血糖>8.3mmol/L, 理想血糖应控制在4.4~6mmol/L; 重症监护患者: 血糖>10mmol/L, 理想血糖应控制于10mmol/L以下(注意: 短时间内快速降血糖可能会导致严重的低血糖)	·葡萄糖摄入过量 ·糖尿病 ·胰岛素抵抗 ·药物, 如糖皮质激素、儿茶酚胺、免疫抑制剂等	给予胰岛素(常规剂量不超过4U/h, 急症状态不超过10~20U/h); 降低葡萄糖的摄入量, 必要时用木糖醇替代, 但重症监护患者不推荐使用木糖醇; 使用脂类营养进行供能

(续表 4-5)

临床表现	可能原因	处理方法
		肠内营养时,将冲击剂量改为连续剂量
低血糖 即血糖 <4.4mmol/L	·营养供给不足或中断 ·胰岛素过量 ·肝功能不全	提高营养或葡萄糖的供给 减少或停用胰岛素
高三酰甘油血症 即持续营养状态下血三酰甘油 >4.6mmol/L	·先天性脂质代谢紊乱 ·脂肪分解紊乱,如肾功衰,败血症,严重感染 ·供给过量	降低脂肪的供给,如果仍无法缓解,可将脂类供给改为2~3 d一次 脂类摄入剂量,根据剂量适当减少给予 当血三酰甘油 >12mmol/L 时,停止脂类供给
血 BUN 升高 即 >30mg/(L·d) [10mmol/(L·d)]	·蛋白质或氨基酸给予过量 ·肾功能不全导致的排泄障碍 ·脱水 ·出血 ·肾前性疾病(BUN/肌酐 >20:1,如心衰)	适当减少氨基酸的给予至 0.5g/(kg*·d) 消化道出血的患者可进行胃肠道灌洗 肾前性疾病者可适当补充血容量
低磷血症 血磷 0.6~0.9mmol/L 者可持续观察; 血磷 0.3~0.6mmol/L 者需积极纠正; 血磷 <0.3mmol/L 者会出现呼吸衰竭,危及生命	·人工营养初始,尤其是营养不良时 ·肝硬化 ·糖尿病酮症酸中毒 ·脓毒血症	补充:10~20mmol/1 000 kcal 注意:对于营养不良的患者,初始计量可能需明显增加,后者可能会导致再喂养综合征 注意供需平衡,及时监测血磷

(续表 4-5)

临床表现	可能原因	处理方法
高磷血症	·肾衰竭或磷摄入过多	用磷酸盐吸附剂 减少磷的摄入 注意含磷药物的摄入
低钾血症 即血钾 <3.5mmol/L	·营养治疗初始时大量钾离子转运至细胞内 ·胰岛素剂量异常 ·胃肠道及肾脏丢失钾	补充：不超过 0.5mmol/(kg* · h)，对于肾功衰患者，不超过0.25mmol/(kg* · h)
高钾血症 即血钾 >5mmol/L	·肾衰竭 ·酸中毒 ·摄入过多以及药物的作用，如β受体阻滞剂，洋地黄等	纠正酸中毒 血液透析 $β_2$ 受体激动剂 葡萄糖-胰岛素溶液
低钠血症 即血钠 <135mmol/L	·肾性或肾外性丢失（如腹泻、呕吐） ·高血糖及过量葡萄糖 ·抗利尿激素调节异常 ·水摄入过多	影响原因众多，包括血浆渗透压、血糖、尿量、尿酸、肌酐、尿渗透压以及尿钠等 只有当血钠绝对含量减少时才补充：肠外营养需分开补充，不超过10~12mmol/24h；肠内营养时，在正常机体需要量的基础上每天增加 2g Na^+，（约1/2汤勺盐溶于营养液中）

注：* 此处指理想体重

肠外营养相关性肝损害

许多危重的肿瘤患者由于无法从胃肠道摄取充足的营养，因此 TPN 逐渐应用于临床并取得了显著疗效。但长期的 TPN 往往可能伴随肝功能损害等并发症。成年人以肝脂肪变性多见，儿童（主要是婴儿）则以肠外营养相关性胆汁淤积（parenternal nutrition associated cholestasis，PNAC）多见。通常将这些并发症称为肠外营养相关性肝损害（parenteral nutrition associated liver disease，PNALD）

1. **发生机制**

（1）长期禁食

是 TPN 相关胆汁淤积最主要的原因。长期禁食患者消化道缺乏食物刺激，使胆囊收缩素分泌下降，胆汁分泌减少；同时，胆汁酸肠肝循环障碍，石胆酸形成增多并被肝脏重吸收，损害肝细胞。

（2）肠外营养成分

TPN 中的大量氨基酸长期作用于肝细胞，影响胆汁分泌，直接导致胆汁淤积；脂肪乳引起胆汁中胆固醇结晶，导致胆汁淤积，且过量的脂肪乳可直接引起脂肪酸在肝内沉积；过量的葡萄糖可在体内转化为三酰甘油沉积于肝脏，且会抑制脂肪酸氧化过程。另外，TPN 溶液中缺乏胆碱、必需脂肪酸、卡尼汀等，也会导致脂肪酸运输和氧化过程的异常。

（3）肠道菌群移位

长期禁食患者的胃肠道黏膜萎缩，机械屏障及免疫功能受损，导致肠道内菌群的移位和内毒素吸收增加，从而损害肝功能。

2. **临床表现及诊断**

PNALD 的临床表现为肝酶和胆红素升高、胆汁淤积、脂肪变性及肝硬化。肝损害的基本病变为胆汁淤积，其他肝脏病变均为长期胆汁淤积的结果。

胆汁淤积需要一定的过程和时间，一般在 TPN 应用后约 2 周出现；其程度与 TPN 用量、使用时间和营养配方有关。

肝脂肪变性常在使用 TPN 1~4 周内发生。一般无明显临床症状，偶可出现肝区轻度不适，体检可发现肝大，B 超提示肝脏结构改变。

胆汁淤积的诊断参考指标：肠外营养持续 14d 以上：①出现黄疸并进行性加重、大便颜色变浅、发热等，且不能用原发病解释；②肝脏活检提示胆汁淤积、肝门静脉炎症或者胆管增生；③生化检查见血清胆红素、TBA、AST、GGT、AKP 升高，DBIL > (26~51) μmol/L，伴有 DBIL / TBIL > 50%；④除外其他明确原因导致的胆汁淤积。

3. 预防及治疗

TNP 引起的胆汁淤积在停用 TPN 后可缓解或消失，但如已引发肝纤维化、肝硬化等慢性肝脏病变，则可发展为不可逆性病变。

PNALD 重在预防，临床进行肠外营养支持时，应注意以下几点：①避免输入过高的热量负荷；②尽早恢复口服进食；③持续性胆汁淤滞者，应除去 TPN 溶液中的铜离子；④尽量采用循环法（非持续）输入 TPN。

如已经出现 PNALD 的相关表现，可试用以下药物进行治疗：谷胱甘肽、腺苷蛋氨酸、卡尼汀、谷氨酰胺、胆碱、牛磺酸、卵磷脂、甲硝唑、八肽胆囊收缩素、熊去氧胆酸等。

肠内营养耐受不良

肠内营养过程中，高胃内残留、空肠运动率异常、血糖变化、营养供给技术等因素均可导致胃肠道对营养物质的吸收能力下降或者消失,产生肠内营养不耐受。肠内营养耐受不良是肠内营养支持过程中最常见的并发症,形成了营养支持实施过程中的主要障碍。常见症状是恶心、呕吐、腹泻、便秘、腹胀、肠痉挛等,大多能通过合理的操作来预防和纠正。

1. **发生机制**

(1) 患者因素

1) 胃排空障碍、胃肠道缺血、肠麻痹、胃十二指肠周围炎等均可导致胃肠功能失调,相应地引起恶心、呕吐、腹泻、腹胀、梗阻、便秘、腹痛等症状。

2) 乳糖不耐受:缺乏乳糖酶,不能消化乳糖,导致乳糖性高渗;不能消化的乳糖被细菌分解产生大量有机酸,这些可能导致腹泻、腹胀。

3) 脂肪吸收不良、脂肪酶缺乏:导致脂肪性腹泻。

4) 伴发疾病:克罗恩病、肠道憩室、放射性肠炎、胰腺功能不足、短肠综合征等;这些伴发疾病除了表现出其自身的临床症状以外,容易出现各种营养不耐受的症状。这些患者在进行营养支持过程中应密切监测,一旦出现消化、吸收不良症状,应改用肠外营养。

5) 低蛋白血症:导致肠水肿或肠萎缩,易出现腹胀、腹泻、便秘等症状。

(2) 营养配方因素

1) 气味难闻:直接导致恶心、呕吐。

2) 乳糖比例过高、脂肪比例过高:恶心、呕吐、腹泻。

3) EN配方渗透压高:导致肠道分泌增加、供血不足,发生腹痛、腹胀、腹泻。

4) 营养液温度过低:肠痉挛、腹痛、腹胀。

（3）营养输注因素

速度过快会导致肠痉挛、腹痛、腹胀。

（4）感染因素

胃肠道菌群失调、营养液被污染等。长时间禁食后，胃肠道运动功能障碍，消化吸收及胃肠道排空能力下降，菌群失调导致腐败、发酵，最终导致胃肠道内大量液体、气体及食物残渣滞留，导致腹痛、腹泻、腹胀等。

（5）其　他

补液量少、缺乏活动、粪块干结等导致便秘。

2. **预　防**

1）严格掌握肠内营养的适应证和禁忌证。

2）调整营养液的总量、配比、输注速度、温度，调整给药途径。

3）纠正患者胃肠道功能紊乱、调节肠道菌群，给予精神心理护理。

4）必要时停止肠内营养。

3. **治　疗**

1）预防为主，治疗为辅。一般经过调整营养液浓度、量、速度后，以上症状可基本消失。

2）根据不同症状及病因选择相应的对症处理方法。如胃潴留＞200mL、呕吐的患者可给予促胃肠动力药；腹泻者可以增加膳食纤维量或者加入收敛药；低蛋白血症患者除静脉补充白蛋白外，可在肠内营养液中加入血浆白蛋白维持胶体渗透压、促进吸收；腹胀、胃肠潴留量大者，可予胃肠减压；便秘者给予灌肠等。

再喂养综合征

再喂养综合征（refeeding syndrome，RFS）是指机体长期饥饿或者营养不良，重新摄入营养物质而导致以低磷血症为特征的电解质代谢紊乱,及由此产生的一系列症状。

RFS临床上突出表现为"四低一高":低血钾、低血镁、低血磷、低VitB1;高血糖。其中低血磷是其特征性表现,低血钾是主要致死原因。

1. 发生机制

肿瘤患者长期消耗导致恶病质,伴有胰岛素分泌下降和胰岛素抵抗,分解代谢多于合成代谢,磷、钾、镁、维生素等均减少。给予营养治疗,尤其是补充大量含糖制剂后,血糖升高,胰岛素分泌增加,使机体糖代谢和蛋白合成增强,以上物质转移至细胞内,同时消耗增加,血中含量减少。

2. 诊　断

RFS常见的症状按发生率排列次序依次为:肌无力、腹泻、感觉异常、心动过速、呼吸困难、肝功能异常、肢体麻痹、谵妄、横纹肌溶解、肌痛、便秘、四肢瘫痪、心搏骤停。RFS的临床表现缺乏特异性,其诊断关键在于识别RFS的高危人群——持续营养不良1周以上,营养支持1周内出现以上症状。碱中毒、脓毒血症、手术创伤、糖尿病、肝硬化等疾病常常出现与RFS相似的临床症状,同时也是RFS的高危因素,因此需要相互鉴别。

3. 预　防（表4-6）

表4-6　再喂养综合征的预防

治疗前
- 对高危患者,营养治疗开始前,检查血、尿电解质,纠正水电解质紊乱;行心电图检查
- 经验性补充磷、钾、镁、VitB1、复合VitB
- 适当升高热量供应中脂肪的比例(脂肪代谢不直接引起高胰岛素血症,不消耗磷)

第1~3天(液体复苏期,预防低血糖、低热量、脱水)
- 热供由10kcal/(kg·d)逐渐增加至15kcal/(kg·d),每24~

(续表 4-6)

48h 总量增加 200kcal；其中 50%～60% 来自碳水化合物，30%～40% 来自脂肪，15%～20% 来自蛋白质（氨基酸）
- 补磷 0.5～0.8mmol/(kg·d)，钾 1～3mmol/(kg·d)，镁 0.3～0.4mmol/(kg·d)。治疗开始后 4～6h 监测血电解质浓度，以后每天测 1 次，及时调整补充量
- 量入为出，一般 20～30mL/(kg·d)。补钠 <1mmol/(kg·d)，如发生水肿，更应严格限制钠的摄入量
- 营养治疗开始前至少 30min，静脉推注或者肌内注射 200～300mg VitB1，以后每日再补充该剂量 1 次；复合维生素制剂每日补充 2 倍的推荐量
- 持续监测体重，血压，脉率，心肺功能（肺部啰音、呼吸频率、心率、心律），水肿程度，血清钾、磷、镁、钠、钙、葡萄糖、尿素、肌酐、VitB1

第 4～6 天（代谢异常恢复期，RFS 常发生于此阶段）
- 热供 15～20kcal/(kg·d)，三大营养素比例同前；补磷、钾、镁的量同前；补维生素、微量元素同前；补液量量入为出 25～30mL/(kg·d)
- 监测项目同前，密切观察病情

第 7～10 天（代谢异常恢复期）
- 热供 20～30kcal/(kg·d)，三大营养素比例同前；补磷、钾、镁和微量元素同前，第 7 天开始补铁；补液量量入为出 30mL/(kg·d)
- 每日查体 1 次（肺部啰音、呼吸频率、心率、心律、水肿程度），每周测体重 2 次

4. 治 疗

出现 RFS 后，可以按照 Amanzadeh 及欧洲指南提供的方案治疗。

首先按照上表中第 4～6 天的方法供能，补液，补维生素、微量元素等进行营养治疗，然后按照表 4-7 进行相应治疗。

表4-7 再喂养综合征的治疗

重度低磷血症（<0.3mmol/L），或者出现并发症时，每日静脉追加补磷0.08~0.16mmol/kg，2~6h内滴完

中度低磷血症（0.3~0.5mmol/L）需要辅助呼吸患者，每日静脉追加补磷0.08~0.16mmol/kg，2~6h内滴完

中度低磷血症（0.3~0.5mmol/L）无并发症患者，每日追加口服1g磷

轻度低磷血症患者（0.5~0.8mmol/L），每日追加口服1g磷

血清镁<0.5mmol/L时，给予24mmol硫酸镁静滴，持续12h以上

血清钾<3.5mmol/L时，给予24~40mmol氯化钾静滴，持续4h以上

注：补磷期间注意监测低钙血症、抽搐、低血压、高磷血症等副作用；补钾期间监测心电图；补镁期间应注意观察膝腱反射

高碳酸血症

高碳酸血症是指血液中的二氧化碳含量增加，血中$PaCO_2$>45mmHg，血清HCO_3^-浓度>29mg/L，严重者常伴有呼吸性酸中毒，多发生于通气功能受损的患者中。临床表现为头痛、嗜睡、过度通气、抽搐甚至死亡。

在某些肿瘤患者的营养支持过程中，如果给予的葡萄糖浓度>2.5mg/(kg·d)，即超过肝脏正常葡萄糖合成能力，则在高危患者中，会引起脂肪合成增加、高碳酸血症和肝功能不全等。

高危因素包括各种可引起通气不足的疾病，如阻塞性肺部疾病、急性呼吸窘迫综合征、肺组织广泛纤维化、神经肌肉病变（如吉兰-巴雷综合征等）、中枢神经系统损伤、手术麻醉过深、镇静剂应用过量等。

1. 发生机制

葡萄糖、脂肪、蛋白质在分解代谢过程中会产生大量 CO_2。正常人通过肺的呼吸功能排出 CO_2 以保持酸碱平衡。而在高葡萄糖负荷的营养支持中，不能被利用的葡萄糖通过糖酵解途径生成三磷酸甘油，进而合成脂肪酸，在此过程中会产生比氧化磷酸化过程更多的 CO_2。如果患者同时并发通气不足的疾病，就会出现高碳酸血症和呼吸性酸中毒。

2. 诊　断

根据动脉血气分析和相关临床症状及体征诊断高碳酸血症。在肺代偿性呼出 CO_2 时，可以通过呼吸商（RQ）来测定能量代谢（见本部分第一章"能量代谢测定"）。脂肪、蛋白质、糖类的呼吸商分别是 0.71、0.8 和 1。当呼吸商 >1 时，说明有过量的能量和糖类摄入及脂肪合成。在呼吸储备功能不足的患者中，由于不能及时呼出 CO_2，RQ 的参考意义则会下降。

3. 防　治

（1）肠外营养支持

保持适当的葡萄糖供给。既要满足机体的能量需求，又不能增加机体负担。一般应达到静息能量消耗的 120%，同时给予比例恰当的脂肪乳（表 4-8）。

表 4-8　ICU 患者营养支持推荐使用方案

葡萄糖	脂肪	蛋白质（氨基酸）
ESPEN 推荐量 ≥2g/（kg·d）	0.7~1.5g/（kg·d），输注时间≥12h	保证足够能量前提下，1.3~1.5g/（kg·d）

注：ESPEN = 欧洲肠内肠外营养学会

（2）防治原发病

积极治疗原发病，迅速解除引起通气障碍的原因如 COPD 等；处理引起高碳酸血症的其他危险因素。

(3) 肺泡通气量

尽快改善通气功能,以利于 CO_2 的排出,必要时可以进行气管插管、气管切开、辅助呼吸等。

(4) 供　氧

适当供氧,但注意避免高浓度给氧。

(5) 谨慎使用碱性药物

碱性药物可能导致 $NaHCO_3$ 与 H^+ 的缓冲作用,产生 H_2CO_3,使 CO_2 含量升高,反而进一步加重高碳酸血症。

脂肪超载综合征

脂肪超载综合征是由于脂肪乳输注速度和(或)剂量超过患者机体的脂肪廓清能力,出现以三酰甘油升高为特征的综合征。

临床表现为:肝、脾大,黄疸,低蛋白血症,发热,成人呼吸窘迫综合征(ARDS),代谢性酸中毒,血小板减少,出血,弥散性血管内凝血(DIC)等。可因脂肪乳剂使用过量或者患者本身脂肪廓清能力下降(儿童、老人、疾病终末期、肿瘤等)导致。

1. **发生机制**

机体应激状态下,体内活性氧家族(reactive oxygen species, ROS)等产生过度,抗氧化营养物质(如硒、锌、VitE 等)相对或绝对缺乏。此时若接受不恰当的肠、内、外营养支持,就会导致过氧化物的清除不足,使机体处于氧化应激状态,这种状态是多器官功能衰竭的始动因素。临床上应用的脂肪乳剂大多源自大豆油,其主要成分亚油酸属于 ω-6 系列多不饱和脂肪酸(polyunsaturated fatty acid, PUFA),其双键被 ROS 攻击后,会产生一系列不稳定的脂类过氧化物,对细胞产生毒性,如在肝内导致肝细胞及胆管细胞损伤,胆汁合成减少、胆汁淤积等;损伤血小板及血管内皮，导致凝血功能障碍及DIC。ω-6 PUFA还能通过产生促炎性类花生酸促进炎症反应，且其廓清需要多种酶和载脂蛋白的协助。此外，来自植物油的脂肪乳剂含有大量植物类固醇，后者可以通过抑制肝细胞重摄取胆酸加重肝细胞的损害。而各种脂肪乳剂的脂质体乳化剂会妨碍脂肪水解、刺激内源性胆固醇合成。

2. 诊　断

本病以高脂血症为特点，同时伴有以下症状：急性发热，恶心，呕吐，心悸，出汗，呼吸急促，咳嗽或咯血，急性消化道溃疡，自发性溶血，肝脾大，黄疸，肌肉骨骼疼痛等。

实验室检查可见：血红蛋白水平下降，白细胞增多，血小板减少，血清三酰甘油水平升高，凝血功能异常，纤维蛋白降解产物增加，肝功能损害，网状内皮细胞系统功能受损。

脂肪廓清实验：在输注脂肪乳剂之前，以 1 200～1 500r/min离心，如血浆呈乳状则试验结果为阳性。

3. 预　防

（1）控制脂肪乳的每日输注总量

脂肪乳用量应该控制在 0.7～1.5g/(kg·d)，最高 2.5g/(kg·d)。脂肪乳剂提供的能量应占总热量的 25%～30%，占非蛋白质能量的 30%～50%。

（2）控制脂肪乳的输注速度及时限

脂肪乳的输注速度应控制在 1.2～1.7mg/(kg·min)以下，每日输注时长不应少于12h。在危重患者中，输注速度应该更加缓慢，输注时间可延长至24h。在长期接受肠外营养的患者中，可适当加快输注速度。

（3）减少肝素用量

在保证输注管通畅的情况下，尽量减少肝素的使用，避免因消耗体内脂蛋白酯酶而导致脂肪堆积。

(4) 严密监测血清脂肪乳浓度

脂肪乳输注过程中应保证血清 TAG < 2.3mmol/L（2g/L）。当血清 TAG > 4.6mmol/L（4g/L）时，应该减少脂肪乳的用量；当 TAG > 11.4mmol/L（10g/L）时，应立即停用脂肪乳。脂肪廓清实验阳性时，应不用或者停止使用脂肪乳。

(5) 优化 PUFA 中 ω-6 PUFA、ω-3 PUFA、MCT（medium chain triglyceride，中链三酰甘油）、MUFA 的比例

1）综合考虑不同脂肪乳剂在免疫、炎症、氧化应激、供能等方面的特征，研究提出了"理想的脂肪乳剂"：

- 30% 大豆油：丰富的 ω-6 PUFA 为机体提供必需脂肪酸。
- 30% 椰油：富含 MCT，为机体迅速提供所需能量，其清除率高、肝脏沉积少，对氧化应激影响甚微，也不参与促炎物质合成、对网状内皮细胞功能几乎没有影响。
- 25% 橄榄油：富含 MUFA 及 α-生育酚，对免疫功能影响甚微，不增加机体氧化负担。
- 15% 鱼油：富含 ω-3 PUFA，具有良好的抗氧化、抗炎症作用，同时也提供了必需脂肪酸。

2）德国营养学会建议，补充脂肪乳时，ω-3 PUFA 与 ω-6 PUFA 的最佳比例为 2.5~4，同时应添加 200mg/L 的 α-生育酚。

(6) 使用浓度相对较高的脂肪乳，以避免过多脂质体乳化剂的堆积，导致高胆固醇血症

4. 脂肪超载综合征的紧急处理

一旦出现本病的临床及实验室表现，且怀疑为脂肪超载综合征时，应：①立即停止输注脂肪乳或者含有脂肪乳的肠外营养液，同时监测血脂。②根据病情给予针对性的支持治疗。③若发生溶血等并发症可考虑输注红细胞、白蛋白、冰冻血浆。④紧急情况下可以考虑血浆置换以清除循环中过量的脂肪。

参考文献

[1] 蔡东联. 实用营养学. 北京:人民卫生出版社,2005.
[2] 石汉平,凌文华,李薇. 肿瘤营养学. 北京:人民卫生出版社,2012.
[3] 江志伟,黎介寿. 肿瘤营养学的指南与实践. 肠外与肠内营养,2012,19(1):1-2.
[4] 银正民. 临床肿瘤急症学. 北京:人民卫生出版社,2000:394-400.
[5] 吴国豪. 实用临床营养学. 上海:复旦大学出版社,2006.
[6] 石汉平,李薇,王昆华. 肿瘤病人营养状况评估操作手册(PG-SGA). 北京:人民卫生出版社,2013.
[7] 张小田,张联,曹伟新,等. 恶性肿瘤患者的循证营养支持. 临床外科杂志,2009,16(12):801-803.
[8] 顾景范,杜寿玢,郭长江. 现代临床营养学. 第2版. 北京:科技出版社,2009.
[9] 中华医学会. 临床诊疗指南:肠外肠内营养学分册(2006版). 北京:人民卫生出版社,2007.
[10] 中国营养学会. 中国居民膳食指南(2011版). 拉萨:西藏人民出版社. 2011.
[11] 陈民霄,薛瑞华,王勇会,等. 肿瘤晚期患者便秘原因分析与护理干预. 现代肿瘤医学,2007,15(8):1208-1209.
[12] 张侠,阮新建,耿振英,等. 恶性肿瘤患者便秘原因分析与对策. 中国医师进修杂志:内科版,2007,30(7):65-66.
[13] 周观珍,肖志凌. 化疗腹泻相关原因分析及护理. 中华综

合临床医学杂志,2006,7(12):86-87.

[14] 周亚魁. 恶性肿瘤患者的营养支持. 临床外科杂志,2004, 12(5):259-260.

[15] 石汉平. 外科应激的代谢反应. 临床外科杂志,2008,16 (12):842-844.

[16] 石玮,华海清,王兴华. 放疗对肠屏障功能的影响及研究进展. 临床肿瘤学杂志,2009,14(1):89-92.

[17] 李盛,石汉平. 放疗营养支持. 南方国际肠外肠内营养论坛,2009,62-63.

[18] 谢钢,李运景. 全胃肠外营养长期应用引起的肝损害. 药物不良反应杂志,2007,9(5):335-338.

[19] Kushi L H, Doyle C, McCullough M, et al. American Cancer Society guidelines on nutrition and physical activity for cancer prevention. *CA: a cancer journal for clinicians*, 2012, 62(1): 30-67.

[20] Gibson R S. Principles of nutritional assessment. Oxford: *Oxford university press*, 2005.

[21] Kondrup J, Allison S P, Elia M, et al. ESPEN guidelines for nutrition screening 2002. *Clinical Nutrition*, 2003, 22(4): 415-421.

[22] Bauer J, Capra S, Ferguson M. ORIGINAL COMMUNICATION Use of the scored Patient-Generated Subjective Global Assessment (PG-SGA) as a nutrition assessment tool in patients with cancer. *Eur J Clin Nutr*, 2002, 56: 779-785.

[23] Stratton R J, Hackston A, Longmore D, et al. Malnutrition in hospital outpatients and inpatients: prevalence, concurrent validity and ease of use of the 'malnutrition universal screening tool' ('MUST') for adults. *British Journal of Nutrition*, 2004, 92(05): 799-808.

[24] Cereda E. Mini nutritional assessment. *Current Opinion in Clinical Nutrition & Metabolic Care*, 2012, 15(1): 29-41.

[25] August DA, Huhmann MB. A. S. P. E. N. Clinical Guidelines: Nutrition Support Therapy During Adult Anticancer Treatment and in Hematopoietic Cell Transplantation. *JPEN*, 2009, 33(4): 472-500.

[26] Cunningham R S, Bell R. Nutrition in cancer: An overview//Seminars in Oncology Nursing. *WB Saunders*, 2000, 16(2): 90-98.

[27] Hopkinson J B. The emotional aspects of cancer anorexia. *Current Opinion in Supportive and Palliative Care*, 2010, 4(4): 254-258.

[28] Laviano A, Meguid M M, Rossi-Fanelli F. Cancer anorexia: clinical implications, pathogenesis, and therapeutic strategies. *The Lancet Oncology*, 2003, 4(11): 686-694.

[29] Tipton J M, McDaniel R W, Barbour L, et al. Putting evidence into practice: evidence-based interventions to prevent, manage, and treat chemotherapy-induced nausea andvomiting. *Clinical Journal of Oncology Nursing*, 2007, 11(1): 69-78.

[30] Adams L A, Shepard N, Caruso R A, et al. Putting Evidence Into Practice: Evidence-Based Interventions to Prevent and Manage Anorexia. *Clinical Journal of Oncology Nursing*, 2009, 13(1): 95-102.

[31] Nguyen N P, Frank C, Moltz C C, et al. Impact of dysphagia on quality of life after treatment of head-and-neck cancer. *International Journal of Radiation Oncology Biology Physics*, 2005, 61(3): 772-778.

[32] Logemann J A. Oropharyngeal dysphagia and nutritional management. *Current Opinion in Clinical Nutrition & Metabolic Care*, 2007, 10(5): 611-614.

[33] Bruera E, Belzile M, Neumann C, et al. A double-blind, crossover study of controlled-release metoclopramide and placebo for the chronic nausea and dyspepsia of advanced

cancer. *Journal of Pain and Symptom Management*, 2000, 19(6):427-435.

[34] Nelson K A, Walsh T D. Metoclopramide in anorexia caused by cancer-associated dyspepsia syndrome (CADS). *Journal of Palliative Care*, 1992, 9(2):14-18.

[35] Richter J E. Dyspepsia: organic causes and differential characteristics from functionaldyspepsia. *Scandinavian Journal of Gastroenterology*, 1991, 26(S182):11-16.

[36] Hesketh P J. Chemotherapy-induced nausea and vomiting. *New England Journal of Medicine*, 2008, 358(23): 2482-2494.

[37] Watcha M F, White P F. Postoperative nausea and vomiting. Its etiology, treatment, and prevention. *Anesthesiology*, 1992, 77(1):162-184.

[38] Henzi I, Walder B, Tramer M R. Dexamethasone for the prevention of postoperative nausea and vomiting: a quantitative systematic review. *Anesthesia & Analgesia*, 2000, 90(1):186.

[39] Poli-Bigelli S, Rodrigues-Pereira J, Carides A D, et al. Addition of the neurokinin 1 receptor antagonist aprepitant to standard antiemetic therapy improves control of chemotherapy-induced nausea and vomiting. *Cancer*, 2003, 97(12):3090-3098.

[40] Herrstedt J, Roila F. Chemotherapy-induced nausea and vomiting: ESMO clinical recommendations for prophylaxis. *Ann Oncol*, 2009, 20(Suppl 4):156-158.

[41] Gibson R J, Keefe D M K. Cancer chemotherapy-induced diarrhoea and constipation: mechanisms of damage and prevention strategies. *Supportive Care in Cancer*, 2006, 14(9):890-900.

[42] Mancini I, Bruera E. Constipation in advanced cancer patients. *Supportive Care in Cancer*, 1998, 6(4):356-364.

[43] Benson A B, Ajani J A, Catalano R B, et al. Recommended guidelines for the treatment of cancer treatment-induced diarrhea. *Journal of Clinical Oncology*, 2004, 22 (14): 2918-2926.

[44] Maroun J A, Anthony L B, Blais N, et al. Prevention and management of chemotherapy-induced diarrhea in patients with colorectal cancer: a consensus statement by the Canadian Working Group on Chemotherapy-Induced Diarrhea. *Current Oncology*, 2007, 14(1): 13.

[45] Mantovani G, Macciò A, Massa E, et al. Managing cancerrelated anorexia/cachexia. *Drugs*, 2001, 61(4): 499-514.

[46] Giacosa A, Frascio F, Sukkar S G, et al. Food intake and body composition in cancer cachexia. *Nutrition*, 1996, 12(1): S20-S23.

[47] Tisdale M J. Cachexia in cancer patients. *Nature Reviews Cancer*, 2002, 2(11): 862-871.

[48] Ludwig H, Van Belle S, Barrett Lee P, et al. The European CancerAnaemia Survey (ECAS): a large, multinational, prospective survey defining the prevalence, incidence, and treatment of anaemia in cancer patients. *European Journal of Cancer*, 2004, 40(15): 2293-2306.

[49] Rodgers G M, Becker P S, Blinder M, et al. Cancer and chemotherapy-inducedanemia. *Journal of the National Comprehensive Cancer Network*, 2012, 10(5): 628-653.

[50] Aller M A, Arias J I, Alonso-Poza A, et al. Review A Review of metabolic staging in severely injured patients. *Translational Research*, 2010, 1(9): 10.

[51] Bankhead R, Boullata J, Compher C. Clinical Nutrition: Enteral and Tube Feeding. *Elsevier Saunders*, 2005.

[52] Buchman A L. Practical nutritional support techniques. Thorofare: Slack Incorporated, 2003.

[53] Tong H, Isenring E, Yates P. The prevalence of nutrition impact symptoms and their relationship to quality of life and clinical outcomes in medical oncology patients. *Supportive Care in Cancer*, 2009, 17(1): 83 - 90.

[54] VanCutsem E, Arends J. The causes and consequences of cancer-associated malnutrition. *European Journal of Oncology Nursing*, 2005, 9: S51 - S63.

[55] Isenring E, Cross G, Daniels L, et al. Validity of the malnutrition screening tool as an effective predictor of nutritional risk in oncology outpatients receiving chemotherapy. *Supportive Care in Cancer*, 2006, 14(11): 1152 - 1156.

[56] Arends J, Bodoky G, Bozzetti F, et al. ESPEN guidelines on enteral nutrition: non-surgical oncology. *Clinical Nutrition*, 2006, 25(2): 245 - 259.

[57] Schattner M. Enteral nutritional support of the patient with cancer: route and role. *Journal of Clinical Gastroen Terology*, 2003, 36(4): 297 - 302.

[58] Peltz G. Nutrition support in cancer patients: a brief review and suggestion for standard indications criteria. *Nutrition Journal*, 2002, 1(1): 1.

[59] Braga M, Ljungqvist O, Soeters P, et al. ESPEN guidelines on parenteral nutrition: surgery. *Clinical Nutrition*, 2009, 28(4): 378 - 386.

[60] Seres D, Sacks G S, Pedersen C A, et al. Parenteral Nutrition Safe Practices: Results of the 2003 American Society for Parenteral and Enteral Nutrition Survey. *Journal of Parenteral and Enteral Nutrition*, 2006, 30(3): 259 - 265.

[61] Bozzetti F, Arends J, Lundholm K, et al. ESPEN Guidelines on Parenteral Nutrition: non-surgical oncology. *Clinical Nutrition*, 2009, 28(4): 445 - 454.

[62] Bauer J. Guidelines for the use of parenteral and enteral

nutrition in adult and pediatric patients. *JPEN*,2002,26:1 - 138.

[63] Torosian M H. Perioperative nutrition support for patients undergoing gastrointestinal surgery: critical analysis and recommendations. *World Journal of Surgery*, 1999, 23(6): 565 - 569.

[64] Stanga Z, Brunner A, Leuenberger M, et al. Nutrition in clinical practice-the refeeding syndrome: illustrative cases and guidelines for prevention and treatment. *European Journal of Clinical Nutrition*,2008,62(6):687 - 694.

[65] Marinella M A. The refeeding syndrome and hypophosphatemia. *Nutrition Reviews*,2003,61(9):320 - 323.

[66] Zhang Z, Yu H, Yuan K, et al. Diagnosis and Management of Fat Overload Syndrome in an ElderlyMan. *Case Reports in Clinical Medicine*,2014,3(10):554.

[67] Hopkinson J B. Nutritional support of the elderly cancer patient: the role of thenurse. *Nutrition*,2014.

[68] Bozzetti F, Staun M, Gossum A. Home parenteral nutrition in cancer patients. *Home Parenteral Nutrition*,2014,118.

[69] Kilic D. Nutrition in Gastrointestinal Cancer Patient. *The Journal of Onco Pathology*,2014,2(3):33 - 38.

[70] Younis K, Ahmad S, Badpa A. Malnutrition: Causes and Strategies. *J Food Process Technol*,2015,6(434):2.

[71] Riboli E, Hunt K J, Slimani N, et al. European Prospective Investigation into Cancer and Nutrition (EPIC): study populations and data collection. *Public Health Nutrition*,2002, 5(6b):1113 - 1124.

[72] Food N. Physical Activity, and the Prevention of Cancer: a GlobalPerspective. *WCRF/AICR* (*World Cancer Research Fund/American Institute for Cancer Research*),2007.

[73] Bozzetti F, Braga M, Gianotti L, et al. Postoperative enteral

versus parenteral nutrition in malnourished patients with gastrointestinal cancer:a randomised multicentre trial. *The Lancet*,2001,358(9292):1487-1492.

[74] Doyle C,Kushi L H,Byers T,et al. Nutrition and physical activity during and after cancer treatment:an American Cancer Society guide for informed choices. *CA:a cancer journal for clinicians*,2006,56(6):323-353.

[75] Wiseman M. The second World Cancer Research Fund/American Institute for Cancer Research expert report. Food, nutrition, physical activity, and the prevention of cancer: a global perspective. *Proceedings of the Nutrition Society*,2008,67(03):253-256.

[76] Donaldson M S. Nutrition and cancer:a review of the evidence for an anti-cancerdiet. *Nutr J*,2004,3(1):19.

[77] Bingham S,Riboli E. Diet and cancer—the European prospective investigation into cancer and nutrition. *Nature Reviews Cancer*,2004,4(3):206-215.

[78] Rock C L,Doyle C,Demark-Wahnefried W,et al. Nutrition and physical activity guidelines for cancer survivors. *CA:a cancer journal for clinicians*,2012,62(4):242-274.

[79] Capra S,Ferguson M,Ried K. Cancer:impact of nutrition intervention outcome-nutrition issues for patients. *Nutrition*,2001,17(9):769-772.